Wahrnehmung und Prävention des misshandlungsbedingten Kopftraumas

Oliver Berthold

Wahrnehmung und Prävention des misshandlungsbedingten Kopftraumas

Literaturübersicht und empirisch repräsentative Untersuchung zum Wissen und Einstellungen über das „Schütteltrauma"

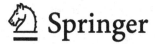 Springer

Oliver Berthold
Berlin, Deutschland

Erstveröffentlichung unter dem Titel „Wahrnehmung und Prävention des misshandlungs-bedingten Kopftraumas. Bewertende Literaturübersicht und empirisch repräsentative Untersuchung zum Wissen und Einstellungen über das so genannte „Schütteltrauma"", Dissertation Universität Ulm, 2021.

ISBN 978-3-658-43183-9   ISBN 978-3-658-43184-6   (eBook)
https://doi.org/10.1007/978-3-658-43184-6

Die Deutsche Nationalbibliothek verzeichnet diese Publikation in der Deutschen Nationalbiblio-grafie; detaillierte bibliografische Daten sind im Internet über http://dnb.d-nb.de abrufbar.

Planung/Lektorat: Renate Scheddin
Springer ist ein Imprint der eingetragenen Gesellschaft Springer Fachmedien Wiesbaden GmbH und ist ein Teil von Springer Nature.
Die Anschrift der Gesellschaft ist: Abraham-Lincoln-Str. 46, 65189 Wiesbaden, Germany

Das Papier dieses Produkts ist recyclebar.

Geleitwort

Kinderschutz ist häufig ein Thema, welches stark emotionalisiert dargestellt wird. Plakate zu Kinderschutzveranstaltungen werden nicht selten von zerbrochenen Puppen, Bären mit abgebrochenen Köpfen etc. angekündigt. Diese Bilder sollen aufrütteln, Emotionen wecken. Sie kommunizieren aber auch eine, meist falsche, Botschaft. Nämlich, dass die betroffenen Kinder für ein Leben „kaputt" sind, dass ihnen Teilhabechancen definitiv genommen wurden. In den allermeisten Fällen ist dies glücklicher Weise nicht so und selbst aufrüttelnde körperliche Befunde oder Berichte über unglaubliche Sexualstraftaten an Kindern erlauben uns keine sichere Prognose im konkreten Fall. Gleichzeitig müssen Situationen prognostisch aufgrund unserer heilberuflichen Erfahrungen dahingehend eingeschätzt werden, ob eine gegenwärtige, in einem solchen Maße vorhandene Gefahr besteht, dass sich bei der weiteren Entwicklung eine erhebliche Schädigung mit ziemlicher Sicherheit voraussehen lässt.

So hat der BGH in Familiensachen schon 1956 Kindeswohlgefährdung definiert. Die Kindeswohlgefährdung ist also kein ärztlicher Befund, sondern stets eine Prognose. Gewichtige Anhaltspunkte berechtigen uns Ärztinnen und Ärzte, andere Angehörige der Heilberufe und Berufsgeheimnisträger unsere wahrgenommenen Informationen an das zuständige Jugendamt weiter zu geben – wir sind dazu befugt, es ist kein Bruch der Schweigepflicht – wenn unsere Mittel zur Hilfe nicht mehr ausreichen.

Kinderschutz ist weitgehend ein interdisziplinäres Unterfangen. Allerdings spielt in Deutschland, im Vergleich zu vielen anderen europäischen Ländern und auch im internationalen Vergleich, die Zusammenarbeit zwischen Medizin und Jugendhilfe noch immer eine eher untergeordnete Rolle. Das misshandlungsbedingte Kopftrauma, welches oft bleibende schwere Schädigungen nach sich zieht, ist eine sehr schwere Misshandlungsform, die vor allem bei Säuglingen und Kleinkindern auftritt und die allein schon deshalb zu erheblichen Auseinandersetzungen führen kann. Bemerkenswert ist, dass im Internet erhebliche Fehlinformationen zum so genannten „Schütteltrauma" und einer postulierten Symptomtrias herumschwirren, die nicht nur Ärztinnen und Ärzte verwirrten und bis heute noch teilweise irritieren.

Herr Berthold hat als Teamleiter der Medizinischen Kinderschutzhotline dies auch in unserer Beratungstätigkeit wahrgenommen und hat sich im Rahmen seiner mittlerweile preisgekrönten Dissertation wissenschaftlich mit diesem Thema auseinandergesetzt, um uns für Klinik, Praxis und Prävention eine evidenzbasierte Orientierung zu geben. Die Arbeit wurde 2023 mit dem Kroschke-Forschungspreis für Kinderschutz in der Medizin ausgezeichnet. In dem Buch wird zunächst die Genese aus dem Projektzusammenhang der Medizinischen Kinderschutzhotline beschrieben. Die Medizinische Kinderschutzhotline ist ein vom BMFSFJ gefördertes Modellprojekt, welches 2018 von der WHO (Sethi et al., 2018) als Leuchtturmprojekt für den Kinderschutz in Europa dargestellt wurde, da darüber zahlreiche Kolleginnen und Kollegen im Akutfall bei differentialdiagnostischen Fragen und Fragen zum Vorgehen beraten werden können. Die Nummer der Hotline, die sich alle Lesenden sofort in ihre Mobilgeräte notieren sollten, ist 0800 1921000. Dort wird nur von heilberuflichen Fachkräften der Disziplinen Pädiatrie, Kinder- und Jugendpsychiatrie, Psychotherapie sowie Rechtsmedizin beraten, die alle auch eine Ausbildung zur insoweit erfahrenen Fachkraft der Jugendhilfe durchlaufen haben und deshalb die Übersetzungsleistung zwischen diesen Welten erbringen können. Die Hotline berät nun seit mehreren Jahren auch Fachkräfte der Jugendhilfe und die Familiengerichte bei Fragen zu medizinischen Befunden, um Missverständnisse in diesem Bereich zu reduzieren.

Das vorliegende Buch geht ausführlich auf die Kontroverse im Internet ein und ist deshalb auch exemplarisch für die Folgen von sogenannten „Blasenbildungen" mit Emotionalisierung und fachlicher Spaltung im Internet. Dies unterstreicht die Bedeutung fachlich gewichteter gründlicher Literaturrecherche. Gerade weil bei dieser Misshandlungsform oft mit einer erheblichen Teilhabebeeinträchtigung für das weitere Leben zu rechnen ist, hat die Prävention eine besondere Bedeutung. Im Buch finden sich daher auch die Ergebnisse einer Literaturübersicht zur effektiven Primärprävention.

Herr Berthold hat Ende 2017/2018 eine Repräsentativbefragung zum Wissen über das misshandlungsbedingte Kopftrauma in der Allgemeinbevölkerung in Deutschland durchgeführt. Das zentrale wichtige Ergebnis war dabei, dass gerade bei den spezifischen Risikogruppen für Täterschaft, nämlich bei jungen Männern

(Partner der Mutter) und potentiellen Babysittern (Jugendliche und junge Erwachsene unter 25 Jahren) ein besonders niedriges Wissen besteht. Erschreckend ist auch, dass die Kernbotschaften der Prävention, wie sie auch die deutschen Kampagnen der Bundeszentrale für gesundheitliche Aufklärung in den Mittelpunkt gestellt haben, auch bei den am besten erreichten Gruppen nicht hinreichend vermittelt wurden.

Das vorliegende Buch gibt somit einen gut recherchierten klinischen Überblick über die Fakten zum misshandlungsbedingten Kopftrauma und handlungsleitende, empirisch abgeleitete Empfehlungen für die Prävention. Es ist allen, die am interdisziplinären Kinderschutz interessiert sind, als exemplarisches Werk zu empfehlen.

Ulm   Jörg M. Fegert
den 12.9.2023

* Sethi, D., Yon, Y., Parekh, N., Anderson, T., Huber, J., Rakovac, I., & Meinck, F. (2018). *European Status Report on Preventing Child Maltreatment*. Copenhagen: World Health Organization Regional Office for Europe.

Zusammenfassung

Es existieren zahlreiche Konzepte zur Primärprävention des misshandlungsbedingten Kopftraumas. Die Evaluationen zeigen jedoch, dass nur manche auch tatsächlich in der Lage sind, die Inzidenz zu senken. Eine systematische Untersuchung möglicher Einflussfaktoren auf die Effektivität von Programmen zur Primärprävention des misshandlungsbedingten Kopftraumas lag bislang nicht vor.

Die Auswertung der verfügbaren Literatur ergab, dass sich die Inhalte der Präventionsprogramme nur gering unterscheiden und im Wesentlichen Mütter unmittelbar nach der Geburt ihrer Kinder angesprochen werden. Deren Wissen zu den vermittelten Inhalten wird allerdings regelmäßig bereits vor den Interventionen als hoch beschrieben. Der direkte Vergleich von Programmen, die eine Senkung der Inzidenz des misshandlungsbedingten Kopftraumas im Interventionszeitraum nachweisen konnten mit solchen, die nicht mit einer Senkung der Inzidenz einhergingen, zeigt zudem, dass die gezielte Ansprache von männlichen Betreuungspersonen ein entscheidender Einflussfaktor für die Effektivität der Programme sein könnte. Allerdings existieren bislang keine Daten über das Wissen von männlichen Betreuungspersonen über die Inhalte der Präventionsprogramme.

Das Ziel dieser Arbeit war es daher, neben Müttern weitere Zielgruppen für Programme zur Primärprävention des misshandlungsbedingten Kopftraumas zu identifizieren und deren Wissen zu untersuchen.

Aus Veröffentlichungen zu Tätercharakteristika beim misshandlungsbedingten Kopftrauma konnten folgende Risikogruppen identifiziert werden: männliche Betreuungspersonen, sehr junge Menschen und Menschen mit niedrigem Bildungsabschluss.

Die Befunde zeigen, dass Männer, junge Menschen ohne Kinder und Befragte mit (noch) niedrigem Bildungsabschluss (darunter also potentielle Väter, neue Lebenspartner von Müttern und Babysitter) ein besonders niedriges Wissen über das misshandlungsbedingte Kopftrauma haben. Daher sind besonders diese Gruppen mit Programmen zur Primärprävention des misshandlungsbedingten Kopftraumas anzusprechen. Da diese Gruppen vom Gesundheitswesen allein nicht optimal erreicht werden können und eine selbständige Informationssuche nicht wahrscheinlich erscheint, sind Medienkampagnen, die gezielt auch die Popularität sozialer Medien und die Tatsache, dass Freunde und Kollegen ohnehin als wichtige Informationsquelle gesehen werden, ausnutzen, erfolgversprechend. Gleichzeitig ist die Zusammenarbeit zwischen Gesundheitswesen, präventivem Kinderschutz und Schulwesen notwendig, um auch über die Schulen eine entsprechende Wissensvermittlung zu ermöglichen. Wünschenswert wäre zudem eine aktuelle empirische Ermittlung der Inzidenzrate des misshandlungsbedingten Kopftraumas in Deutschland, um einen Ausgangswert für die wissenschaftliche Evaluation des vorgestellten Präventionskonzeptes zu schaffen. Damit könnte gezeigt werden, ob das vorgestellte Konzept, welches das erste evidenzbasierte und wissenschaftlich publizierte Konzept zur Primärprävention in Deutschland darstellt, geeignet ist, die Inzidenzrate des misshandlungsbedingten Kopftraumas in Deutschland zu senken, wie es die Befunde dieser Arbeit nahelegen.

Inhaltsverzeichnis

Abkürzungsverzeichnis

ACE	*adverse childhood experiences*
AHT	*abusive head trauma* (dt. misshandlungsbedingtes Kopftrauma)
BMFSFJ	Bundesministerium für Familie, Senioren, Frauen und Jugend
bvmd	Bundesverband der Medizinstudierenden in Deutschland
CDC	*Centers for Disease Control and Prevention*, Atlanta, USA
CTQ	*Childhood Trauma Questionnaire*
ESPED	Erhebungseinheit für seltene pädiatrische Erkrankungen in Deutschland
JAMA	*Journal of the American Medical Association*
KI	Konfidenzintervall
n. s.	nicht signifikant
NIS	*National Inpatient Sample*
NZFH	Nationales Zentrum Frühe Hilfen
OR	*odds ratio*, Chancenverhältnis
SBS	*shaken baby syndrome* (dt. Schütteltraumasyndrom)
SBU	*Statens beredning för medicinsk och social utvärdering*
SD	*standard deviation*, Standardabweichung
ZBMed	Deutsche Zentralbibliothek für Medizin, Köln
ZNS	Zentrales Nervensystem

Tabellenverzeichnis

Einleitung

1

Die Medizinische Kinderschutzhotline ist ein telefonisches Beratungsangebot für Angehörige medizinischer Berufe in allen Fragen des Kinderschutzes. Das Angebot wird finanziert vom Bundesministerium für Familie, Senioren, Frauen und Jugend (BMFSFJ). Entwickelt wurde das Konzept an der Klinik für Kinder- und Jugendpsychiatrie/Psychotherapie des Universitätsklinikums Ulm und wird umgesetzt in Kooperation mit den DRK Kliniken Berlin und dem Institut für Rechtsmedizin am Universitätsklinikum Freiburg. Zahlreiche Anfragen, vor allem von Kinderärztinnen und Kinderärzten, haben körperliche Misshandlungen gegen Kleinkinder, insbesondere auch Verletzungen des Kopfes und des Gehirns, ihre diagnostische Sicherheit und Möglichkeiten der Prävention zum Inhalt (eigene Auswertung der Beratungsanliegen, unveröffentlichte Daten). Als klinischem Teamleiter der Medizinischen Kinderschutzhotline obliegt es dem Autor dieser Dissertation, die Beratungsthemen fachlich aufzuarbeiten und evidenzbasierte Beratungsstandards zu entwickeln. In diesem Zusammenhang sind neben Übersichtsarbeiten in der Fachliteratur (Berthold u. Fegert 2018; Berthold et al. 2018) auch weitere Arbeitshilfen für Angehörige der Gesundheitsberufe entstanden. Die Fragestellung dieser Dissertation wurde in diesem Kontext durch eine systematische Literaturrecherche zur Primärprävention des misshandlungsbedingten Kopftraumas entwickelt. Zur Beantwortung der Fragen wurde in Zusammenarbeit mit dem Kompetenzzentrum Kinderschutz in der Medizin Baden-Württemberg (com.can) eine bevölkerungsrepräsentative Querschnittsstudie konzipiert, die den empirischen Kern dieser Dissertation bildet.

1.1   Das misshandlungsbedingte Kopftrauma

"For many years we have been puzzled by the roentgen disclosure of fresh, healing
and healed multiple fractures in the long bones of infants whose principal disease was
chronic subdural hematoma." (Caffey 1946)

Als Erstbeschreiber von Kopfverletzungen bei Kindern, die schwere Misshandlungen erlitten hatten, wird meist der französische Rechtsmediziner Ambroise
Tardieu genannt (Tardieu 1860). Tardieus großes Verdienst war vor allem der
Versuch, Kindesmisshandlungen in den Fokus der Medizin zu rücken, entgegen
allen Widerstandes, der ihm aus der Ärzteschaft entgegenschlug.

Doch bereits lange vor Tardieu hatten sich bedeutende Mediziner mit misshandlungsbedingten Kopftraumata auseinandergesetzt. Jean Labbé schreibt in
einem Aufsatz über Tardieu auch über Paolo Zacchia. Zacchia, Arzt und Jurist
des 17. Jahrhunderts, der als Begründer der Rechtsmedizin gilt und als Leibarzt
der Päpste Innozenz X. und Alexander VII diente, soll in seinen *Quaestiones
medico-legales* die Misshandlung gegen den Kopf eines Schülers durch einen
Lehrer beschrieben haben (Labbé 2005). Da die Originalquelle jedoch nicht in
deutscher oder englischer Sprache verfügbar ist und keine zweite Sekundärquelle
gefunden werden konnte, die diesen Sachverhalt beschreibt, kann diese Aussage
nicht sicher verifiziert werden.

Sicher überliefert ist jedoch, dass 200 Jahre nach Zacchia, und damit ebenfalls
vor Tardieu, der englische Arzt James Parkinson den Zusammenhang zwischen
misshandlungsbedingten Kopftraumata und intrakraniellen Verletzungen beschrieben hat. Parkinson, über die Fachöffentlichkeit hinaus bekannt als Namensgeber
des Parkinson-Syndroms, welches er als Schüttellähmung beschrieben hatte, riet
Eltern in seiner erstmals 1799 erschienenen zweibändigen Schrift *Medical Admonitions to Families, with observations to the excessive indulgence of children* im
Kapitel *Hydrocephalus, or Watery Head:*

*"Parents must excuse the suggestion, as it is made with a hope that it may prove
beneficial. – The correction of children, performed in the moment of passion, is not
always within those bounds which the parent would the moment before, or after the
infliction of the punishment, himself have prescribed. A box on the ear, as it is termed,
or a severe blow on the head with the open hand, is the most ready punishment, and
therefore most generally adopted, when petulance or passion impels to an immediate
correction. But when I consider the tender fabric of the brain, and also that a blow
sufficient to give the intended degree of pain to the delinquent cannot be inflicted without
giving a considerable jar to the head, I must suspect it to be a mode of correction highly*

improper, and which may even possibly occasion this dreadful malady." (Parkinson 1812)[1]

Nachdem Röntgenuntersuchungen Einzug in die moderne Medizin gehalten hatten, beschrieb der US-amerikanische Radiologe John Caffey den Zusammenhang zwischen Frakturen der langen Röhrenknochen und subduralen Blutungen bei kleinen Kindern (Caffey 1946). Eltern öffentlich zu unterstellen, sie könnten ihre Kinder misshandelt haben, schien zu Caffeys Zeit jedoch undenkbar zu sein, so dass es heute paradox anmutet, wie präzise er die Zusammenhänge beschreibt, ohne sie explizit zu nennen. Dies fiel Jahre später erst Kempe et al. zu, die 1962 in einem Beitrag für JAMA (Kempe et al. 1962) das *battered child syndrome* beschrieben und benannten. Weitere neun Jahre später formulierte der britische Neurochirurg Norman Guthkelch ein eigenes Syndrom aus zwei Fallberichten von Säuglingen, die schwerste Verletzungen des Gehirns erlitten hatten und deren Eltern zugegeben hatten, ihre Kinder geschüttelt zu haben (Guthkelch 1971). Allerdings nannte er diese Verletzungen zunächst nach dem ursächlichen Traumamechanismus *whiplash injuries*, was wörtlich übersetzt „Peitschenschlag-Verletzung" bedeutet und im englischen Sprachraum auch für die Distorsion der Halswirbelsäule (sog. „Schleudertrauma") bei erwachsenen Opfern von Verkehrsunfällen verwendet wird. Fast 30 Jahre nach seiner ersten Beschreibung führt John Caffey schließlich den Begriff des *whiplash shaken infant syndrome* ein (Caffey 1974).

Viele Jahre war der Begriff des *shaken infant* oder *shaken baby syndrome* üblich. Im Deutschen hat man versucht, dem verharmlosenden Begriff des „Schüttelns" den Hinweis auf die Verletzungsgefahr entgegenzusetzen, es entstand das deutsche „Schütteltraumasyndrom". Die erste nachweisbare deutschsprachige Verwendung des Begriffes findet sich in einer Arbeit des 2009 verstorbenen Berliner Rechtsmediziners Helmut Maxeiner (Maxeiner 1986).

---

[1] Dt. Übersetzung des Verfassers:

„Die Eltern mögen die Empfehlung verzeihen, wird sie doch in der Hoffnung gegeben, dass sie sich als nützlich erweisen möge. – Die Züchtigung eines Kindes, ausgeübt in einem Moment der Leidenschaft, liegt nicht immer innerhalb der Grenzen, die das Elternteil in dem Augenblick vor, oder nach der Bestrafung, selbst empfohlen hätte. Eine Ohrfeige, wie sie genannt wird, ein harter Schlag mit der flachen Hand gegen den Kopf, ist die bequemste Bestrafung und daher am weitesten verbreitet, wenn Launenhaftigkeit oder Trotz nach einer umgehenden Züchtigung verlangen. Doch wenn ich an das zarte Gewebe des Gehirns denke und daran, dass ein Hieb, ausreichend, um dem Missetäter das gewünschte Maß an Schmerzen zu verursachen, nicht ausgeführt werden kann, ohne dem Kopf einen erheblichen Schlag zu versetzen, muss ich dies für eine hochgradig unangemessene Art der Züchtigung erachten, die möglicherweise sogar dieses grässliche Übel auslösen kann."

In den 80er Jahren des 20. Jahrhunderts berichteten Duhaime et al. schließlich, dass bei zahlreichen Kindern, welche typische Befunde des Schütteltraumasyndroms aufwiesen, zusätzlich Zeichen stumpfer Gewalteinwirkung gegen den Kopf, namentlich Schädelfrakturen, nachgewiesen werden konnten (Duhaime et al. 1987). Diese waren in Verbindung mit dem Schütteltrauma nur erklärbar, wenn der Kopf des Kindes im Rahmen des Schüttelns absichtlich oder zufällig auf eine Kante oder eine harte Oberfläche aufgeschlagen war. Sie nannten diese Sonderform *shaken impact syndrome*. Kennzeichnend für die meisten Misshandlungen ist jedoch, dass eine detaillierte Beschreibung des Hergangs nicht berichtet wird. Daher kann nicht in jedem Einzelfall abschließend geklärt werden, ob ein Anprall aufgetreten ist.

Für die juristische Aufarbeitung der Fälle war es dabei damals wie heute notwendig, den Verletzungshergang so genau wie nur irgend möglich nachvollziehen zu können und eine möglichst präzise Begrifflichkeit einzuführen.

Daher hat die American Academy of Pediatrics 2009 die Empfehlung ausgesprochen, zukünftig nur noch den umfassenderen Begriff des *abusive head trauma*, also des misshandlungsbedingten Kopftraumas zu verwenden (Christian et al. 2009). Der Begriff benennt zwar einerseits klar die Misshandlung, gleichzeitig trägt er aber dem Umstand Rechnung, dass verschiedene Traumamechanismen zu verschiedenen Verletzungsmustern führen können. Definierend ist jedoch das Vorliegen intrakranieller Verletzungen. Somit werden Schläge mit der flachen Hand (Ohrfeigen) oder Faust gegen den Kopf, wenn sie ohne intrakranielle Verletzungen einhergehen, nicht als misshandlungsbedingtes Kopftrauma im engeren Sinne bezeichnet.

Im deutschen Sprachgebrauch ist auch bei Fachkräften der verschiedenen Arbeitsbereiche der Begriff des „Schütteltraumas" noch üblich. Es wäre daher im Sinne einer internationalen Vereinheitlichung der Terminologie, auch im Hinblick auf wissenschaftliche Fragestellungen, wünschenswert, wenn im fachlichen Austausch und insbesondere im Austausch zwischen Jugendhilfe, Medizin und Recht in Zukunft der Begriff des misshandlungsbedingten Kopftraumas verwendet würde.

In der vorliegenden Arbeit wird daher der Begriff des misshandlungsbedingten Kopftraumas verwendet. Als Ausnahme wird, wo im Folgenden die Befunde einer Befragung der Allgemeinbevölkerung wiedergegeben werden, noch der ältere, aber in der Bevölkerung geläufigere Begriff des Schütteltraumas verwendet, der auch in der Befragung benutzt wurde.

Heute, rund 220 Jahre nach den mahnenden Worten James Parkinsons, sind die deletären Folgen des misshandlungsbedingten Kopftraumas selbstverständlicher

Bestandteil des medizinischen Wissens. Die Frage, in welchem Maße dies auch für die Laienöffentlichkeit gilt, wird im Folgenden zu beantworten sein.

1.1.1 Epidemiologie

Das misshandlungsbedingte Kopftrauma entsteht, wenn ein Kind von einer deutlich größeren Person an den Armen oder dem Brustkorb festgehalten und gewaltsam in der Sagittalachse geschüttelt wird (Herrmann et al. 2016). Der für die Traumamechanik erforderliche erhebliche Kräftegradient zwischen schüttelnder und geschüttelter Person ist einer der Gründe, weshalb die Inzidenz im ersten Lebenshalbjahr am höchsten ist (Barr et al. 2006) und mit zunehmendem Alter der Betroffenen abnimmt. Nach Herrmann et al. betreffen 80 % der Fälle Kinder im ersten Lebensjahr (Herrmann et al. 2016). Es gibt jedoch vereinzelt Fallberichte selbst erwachsener Betroffener (Carrigan et al. 2000). Die resultierenden Befunde und Symptome sind Ausdruck der auf das zentrale Nervensystem wirkenden Beschleunigungs- und Scherkräfte und umfassen subdurale Blutungen, retinale Blutungen, traumatische Netzhautablösungen, Hämatome und Frakturen an den Griffstellen, parenchymatöse Verletzungen des Gehirns, Apnoen, zerebrale Anfälle und andere. Die Mortalität wird in aktuellen Arbeiten mit 17,9 % (Shein et al. 2012) bis 25,7 % (Miller Ferguson et al. 2017) angegeben. 40 % der Überlebenden leiden auch langfristig unter schweren neurologischen Defiziten. Der Anteil an Patienten, die ohne neurologisches Defizit überleben, wird von Lind et al. mit nur 15 % angegeben (Lind et al. 2016)

Inzidenzraten für das misshandlungsbedingte Kopftrauma auf einer empirischen Basis liegen sowohl aus den USA, als auch aus dem deutschsprachigen Raum vor (Barr et al. 2018; Berner et al. 2009; Dias et al. 2005; Fanconi u. Lips 2010; Parks et al. 2012). Diese lassen den Schluss zu, dass trotz zahlreicher Präventionsbemühungen, auf die im Folgenden konkreter eingegangen wird, die Inzidenz anhaltend relativ hoch bleibt (Barr et al. 2018). In Deutschland ist im Jahresbericht 2009 der Erhebungseinheit für seltene pädiatrische Erkrankungen in Deutschland (ESPED) am Universitätsklinikum Düsseldorf eine Untersuchung zum „Schütteltrauma" veröffentlicht worden. Die Erhebungen beruhen auf dem Versand von Fragebögen an alle stationären pädiatrischen Einrichtungen in Deutschland. Bei einer Rücklaufquote von 93 % sind im dreijährigen Erfassungszeitraum von 2006–2008 309 Fälle des Schütteltraumasyndroms gemeldet worden (Berner et al. 2009). Nach Hochrechnung der fehlenden 7 % wären somit ca. 110 Fälle pro Jahr erkannt worden. Bezogen auf die Geburtenziffer von 2008

von 682 514 Lebendgeborenen in Deutschland (Statistisches Bundesamt (Destatis) 2017, S. 49) ergibt sich daraus eine berechnete Inzidenz von 16,1/100 000
Lebendgeborene für 2008.

Fanconi et al. haben 2010 aus in der Schweiz dokumentierten Fällen im Zeitraum von 2002 bis 2007 eine jährliche Inzidenz von 14/100 000 Lebendgeborene
berechnet (Fanconi u. Lips 2010). Es wurde hierbei eine Kombination von Dia-
gnoseschlüsseln in den beteiligten Krankenhäusern zugrunde gelegt. Mit einem
ähnlichen Ansatz ermittelten Dias et al. für 2013 eine jährliche Inzidenz von
22,0/100 000 Lebendgeborene in Pennsylvania, USA (Dias et al. 2005). Die US-
amerikanischen *Centers for Disease Control and Prevention* haben anhand der
USA-weiten Datenbank stationärer Behandlungsfälle (*National Inpatient Sample*,
NIS) von 2003 bis 2008 eine USA-weite Inzidenz nicht tödlich verlaufener misshandlungsbedingter Kopftraumata von 32,3/100 000 Kindern unter einem Jahr
ermittelt (Parks et al. 2012). Bei Berücksichtigung der Mortalität (siehe oben) ist
die Gesamtinzidenz in dieser Untersuchung entsprechend höher anzusetzen.

Dem steht eine unbekannte Anzahl von Kindern gegenüber, bei denen nach
einem misshandlungsbedingten Kopftrauma keine ärztliche Vorstellung erfolgt
oder die Symptome als respiratorischer Infekt, Gastroenteritis oder Sepsis
fehlgedeutet werden (Jenny et al. 1999).

In einer anonymen Befragung niederländischer Eltern gaben 3,4 % der Befragten an, ihren Säugling bereits mindestens einmal geschüttelt zu haben (Reijneveld
et al. 2004). Dies wäre auf Deutschland bezogen eine Zahl von über 25 000
Kindern pro Jahr. Da die Autoren jedoch keine Differenzierung des erfrag-
ten „Schüttelns" angeben, erlauben diese Zahlen wohl weniger ein realistisches
Abbild einer Dunkelziffer von Kindern mit einem nicht erkannten misshandlungsbedingten Kopftrauma, sondern sind vielmehr ein Hinweis darauf, dass
„Schütteln" als Erziehungs- oder Beruhigungsmethode weiterhin häufig akzeptiert
und praktiziert wird.

Es wird hierbei offensichtlich, dass nicht jedes „Schütteln" zum misshandlungsbedingten Kopftrauma führen muss. Vielmehr gibt es klare Hinweise darauf,
dass das Schütteln eines Kindes häufig kein einmaliges Ereignis ist. In retrospektiven Befragungen von Erwachsenen, die Säuglinge geschüttelt hatten, wird
häufig davon berichtet, dass das betroffene Kind über einen längeren Zeitraum
immer wieder geschüttelt worden sei (Adamsbaum et al. 2010). Da das Schütteln
meist zu einem Sistieren des Schreiens geführt hatte, entstand ein katastropha-
les „Erfolgserlebnis", das eine Wiederholung und Eskalation in Heftigkeit und
Frequenz des Schüttelns begünstigte (Adamsbaum et al. 2010; Alexander et al.
1990). Die offensichtliche Diskrepanz zwischen dem weit verbreiteten „Schütteln" auf der einen und dem vergleichsweise seltenen misshandlungsbedingten

Kopftrauma auf der anderen Seite wirft die naheliegende Frage nach unterscheidenden Faktoren auf. Hierzu liegt jedoch keine Literatur vor. Aus naheliegenden Gründen wären z. B. Fall-Kontroll-Studien zu dieser Frage kaum mit relevanten Fallzahlen denkbar. Jedoch erlaubt die Analyse täterspezifischer Risikofaktoren, wie sie in Abschnitt 1.2.2 vorgenommen wird, zumindest eine Annäherung an die Antwort.

In schweren Fällen, die mit dem misshandlungsbedingten Kopftrauma, also beispielsweise mit Humerus- oder Rippenfrakturen einhergehen, muss jedoch davon ausgegangen werden, dass die ausführende Person einen Kraftaufwand eingesetzt hat, der auch für Laien eindeutig zu einer Schädigung des Kindes führen musste (Adamsbaum et al. 2010; Feld et al. 2018).

Zusammenfassend scheint die Inzidenz erkannter misshandlungsbedingter Kopftraumata in den USA bis um den Faktor 2 höher zu sein als in Deutschland und der Schweiz. Es ist aber davon auszugehen, dass das „Schütteln" auch in Europa häufig praktiziert wird, was eine große Anzahl von Säuglingen einem erheblichen Risiko aussetzt und die Notwendigkeit von Präventionsmaßnahmen unterstreicht.

1.1.2 Zur diagnostischen Sicherheit des misshandlungsbedingten Kopftraumas im Strafverfahren

Im Rahmen der Literaturrecherche zu Beratungsanfragen an die Medizinische Kinderschutzhotline fiel auf, dass bei oberflächlicher Internetrecherche häufig Texte aus Laienpublikationen gefunden werden, die sich kritisch mit der diagnostischen Sicherheit des misshandlungsbedingten Kopftraumas und der Entität per se auseinander setzen (Anderson Dec 2nd, 2008; Cenziper Mar 20th, 2015; Goodwin 2000; Storr Dec 18th, 2017; Stroud April 15th, 2014). Auffällig hierbei war, dass die Zweifel an der Diagnose ausschließlich im Kontext von Strafverfahren geäußert worden waren und nicht aufgrund medizinisch-wissenschaftlicher Befunde. Es besteht daher die Gefahr, dass bei nur oberflächlicher Recherche unter der im ärztlichen Berufsalltag herrschenden Zeitnot interessengeleitete Literatur, die den Maßstäben der evidenzbasierten Medizin nicht genügt, den falschen Eindruck suggerieren könnte, es bestünde eine wissenschaftliche Kontroverse um das misshandlungsbedingte Kopftrauma. Daher wurde eine entsprechende Übersicht in der Monatsschrift Kinderheilkunde für klinisch tätige Kinderärztinnen und Kinderärzte verfasst (Berthold u. Fegert 2018).

Beim misshandlungsbedingten Kopftrauma sind klinische und pathologische Befunde auch im strafrechtlichen Verfahren von erheblicher Bedeutung. Diagnostizierte Fälle werden häufig nicht nur der Jugendhilfe gemeldet, sondern führen auch zu einem strafrechtlichen Ermittlungsverfahren. Dies trifft insbesondere für Länder wie die USA, Großbritannien oder Schweden mit einem Pflichtmeldesystem für Misshandlungen, Vernachlässigungen und sexuellen Missbrauch zu.

In einem Ermittlungs- und Strafverfahren gelten jedoch andere Regeln und Abläufe als in der Jugendhilfe und dem familiengerichtlichen (zivilrechtlichen) Verfahren. Die klinische Medizin muss zunächst potentiell misshandelte Kinder mit einer größtmöglichen Sensitivität identifizieren, um in Zusammenarbeit mit der Jugendhilfe das sonst hohe Rezidivrisiko beeinflussen zu können. Demgegenüber beruht die strafrechtliche Bewertung aufgrund der Unschuldsvermutung auf einer maximalen Spezifität von Befunden, da für eine Verurteilung die Schuld von Angeklagten mit an Sicherheit grenzender Wahrscheinlichkeit bewiesen werden muss. In Strafverfahren ist es daher eine mögliche Verteidigungsstrategie, die Sicherheit der Diagnose „Schütteltraumasyndrom" bzw. „misshandlungsbedingtes Kopftrauma" infrage zu stellen, um Zweifel zu begründen, die zu einem Freispruch führen können.

Für das misshandlungsbedingte Kopftrauma existieren im medizinischen Bereich eine hohe wissenschaftliche Evidenz und gut evaluierte Leitlinien, die es erlauben, durch den Einsatz einer mehrdimensionalen Diagnostik die hohe Sensitivität mit einer hohen Spezifität zu verbinden (Choudhary et al. 2018; Lowen 2011).

Gleichzeitig findet auch in der Forschung zu körperlichen Misshandlungen eine Weiterentwicklung statt, geltenden Theorien werden neue entgegengestellt, herrschende Meinungen wandeln sich. Dieser wissenschaftliche Prozess wird vereinzelt als Ausgangspunkt genommen, bewiesene Fakten zum misshandlungsbedingten Kopftrauma mit teils abstrusen Theorien anzuzweifeln. International gab es in der Vergangenheit vor allem zwei relevante wissenschaftliche Veröffentlichungen, die die diagnostische Grundlage des misshandlungsbedingten Kopftraumas infrage stellten – die Arbeiten der britischen Neuropathologin Jennian Geddes und die der staatlichen schwedischen „Agency for Health Technology Assessment and Assessment of Social Services". Beide argumentieren mit einer „klassischen Symptomtrias", die daher zunächst kurz erläutert werden soll.

1.1.2.1 Die sogenannte „klassische Symptomtrias"
In Publikationen, die sich kritisch mit der diagnostischen Sicherheit des misshandlungsbedingten Kopftraumas auseinandersetzen, wird in der Regel mit einer

triad (deutsch häufig sprachlich inkorrekt mit der sogenannten „klassischen Symptomtrias" übersetzt, da es sich eigentlich um Befunde handelt (Zinka et al. 2018)) argumentiert. Nur sehr vereinzelt taucht der Begriff in der klinischen Literatur auf (Haas-Lude et al. 2019). Sie beschreibt drei häufige Befunde beim misshandlungsbedingten Kopftrauma: subdurale Blutungen, retinale Blutungen und eine Hirnschädigung. Es wird dann in der Regel argumentiert, dass die Diagnose im klinischen Alltag allein auf der Basis dieser drei Befunde gestellt würde. Diese stellen jedoch nur einen Teil der möglichen Befunde bei einem misshandlungsbedingten Kopftrauma dar und treten auch nicht zwangsläufig immer gemeinsam auf.

Mit der Verkürzung auf drei Befunde geht häufig auch die binäre Betrachtung der retinalen Blutungen als vorhanden oder abwesend einher, ohne der hochspezifischen Ausprägung nach Anzahl, Lokalisation oder Form Rechnung zu tragen (Maguire et al. 2013). Einen Eindruck, wie extrem verkürzt und verfälschend das Konzept der sog. „klassischen Symptomtrias" ist, erlaubt z. B. eine aktuelle Meta-Analyse von Hymel et al., in der die Arbeitsgruppe den positiven prädiktiven Wert von 72 Befund- und Symptomkonstellationen beim misshandlungsbedingten Kopftrauma berechnete und damit eindrucksvoll zeigen konnte, dass bei sorgfältiger Betrachtung der klinischen Gesamtsituation eines Patienten wesentlich mehr Aspekte in die Diagnose einfließen als drei (Hymel et al. 2019).

Zusammenfassend weisen verschiedene Autoren darauf hin, dass das Konzept, das misshandlungsbedingte Kopftrauma auf eine „klassische Symptomtrias" zu reduzieren, artifiziell sei und die klinischen Gegebenheiten falsch wiedergebe (Debelle et al. 2018; Lucas et al. 2017). Narang et al. nennen die sogenannte „klassische Symptomtrias" ein Strohmann-Argument: ein Konzept, welches für Gerichtssäle ausschließlich zu dem Zweck entwickelt worden sei, um es dort wiederlegen zu können (Narang u. Greeley 2017).

1.1.2.2 Die Arbeiten von Jennian Geddes

Die erstmalige Verwendung des Begriffes der *triad* erfolgte von einer Arbeitsgruppe um die britische Neuropathologin Jennian Geddes. In drei zwischen 2001 und 2003 publizierten Arbeiten versuchten sie zu beweisen, dass die *triad* unabhängig von einem Trauma durch eine primäre Apnoe auftreten könne (Geddes, Hackshaw, et al. 2001; Geddes, Vowles, et al. 2001; Geddes et al. 2003). Die konsekutive zerebrale Hypoxie löse ein Hirnödem mit druckbedingter Ruptur von Venen in Dura und Retina aus. Diese Theorie wird in Geddes' späteren Arbeiten als *unified hypothesis* bezeichnet. Der kausale Zusammenhang der Sequenz aus Hypoxie, Hirnödem, retinalen und subduralen Blutungen konnte jedoch mehrfach widerlegt werden, so z. B. durch Hurley et al. in einer Fallserie von Kindern nach

Ertrinkungsunfällen, bei denen trotz Hypoxie keine Hirnödeme aufgetreten waren (Hurley et al. 2010). Ein kausaler Zusammenhang zwischen Hirnödem und subduraler Blutung ist bei Kindern ebenfalls nicht belegbar (Punt et al. 2004). Eigene klinische Erfahrung zeigt, dass bei Kindern mit einem misshandlungsbedingten Kopftrauma auch zuerst die Blutung nachweisbar sein kann, bevor es (und dies auch nur bei einem Teil der Patienten) überhaupt zu einem Hirnödem kommt.

Zahlreiche Autoren haben die Arbeiten von Geddes wegen unsauberer Definitionen und fehlerhafter Methodik kritisiert (Harding et al. 2004; Kemp et al. 2003; Punt et al. 2004). 2005 verwickelte sich Geddes vor dem obersten Berufungsgericht des Vereinigten Königreiches in Widersprüche und musste eingestehen, dass ihre Theorie „möglicherweise nicht korrekt wäre" (The Supreme Court of Judicature: Court of Appeal (Criminal Division) 2005).

1.1.2.3 Das schwedische Gutachten

Eine aktuelle Arbeit, welche die diagnostischen Grundlagen des misshandlungsbedingten Kopftraumas infrage stellt, ist der Bericht der schwedischen *Statens beredning för medicinsk och social utvärdering* (SBU, engl. *Swedish Agency for Health Technology Assessment and Assessment of Social Services*). Die SBU ist eine staatliche Einrichtung an der Schnittstelle zwischen Forschung, Gesundheitspolitik und medizinischer Versorgung. Ihr Ziel ist es, der Gesundheitspolitik evidenzbasierte Entscheidungshilfen zur Einschätzung der Effektivität von medizinisch-technologischen Sachverhalten zu geben. Sie nimmt damit etwa vergleichbare Aufgaben wahr wie das deutsche Institut für Qualität und Wirtschaftlichkeit im Gesundheitswesen (IQWiG). 2016 veröffentlichte die SBU ihren Bericht *Traumatic Shaking – The role of the triad in medical investigations of suspected traumatic shaking* (Elinder et al. 2016). Der Bericht versucht, mittels einer systematischen Literaturrecherche zu klären, welche Evidenz für die diagnostische Sicherheit des SBS besteht.

Der Befund lautet: *"There is limited scientific evidence that the triad and therefore its components can be associated with traumatic shaking (low quality evidence). There is insufficient scientific evidence on which to assess the diagnostic accuracy of the triad in identifying traumatic shaking (very low quality evidence)"*, auf Deutsch (Übersetzung des Autors): „Es besteht begrenzte wissenschaftliche Evidenz, dass die Symptomtrias und ihre einzelnen Bestandteile mit traumatischem Schütteln in Verbindung gebracht werden können (niedriger Evidenzgrad). Es besteht ungenügende wissenschaftliche Evidenz, um die diagnostische Sicherheit der Symptomtrias zur Identifikation des traumatischen Schüttelns zu beurteilen (sehr niedriger Evidenzgrad)." (Elinder et al. 2016)

Der Bericht bezieht sich dabei unter anderem auf die Arbeiten von Geddes (Elinder et al. 2016). Wie von verschiedenen Autoren gezeigt wurde, liegen dem Bericht eine fehlerhafte Definition der Fragestellung (Debelle et al. 2018; Saunders et al. 2017), eine willkürliche und damit fehlerbehaftete Literaturauswahl (Bilo et al. 2017; Lucas et al. 2017) und ein für die Fragestellung ungeeignetes Design zugrunde (Hellgren et al. 2017; Narang u. Greeley 2017). So ist bereits die Definition ungewöhnlich: *"The English term for the triad is Shaken Baby Syndrome (SBS), which refers to the signs and symptoms which allegedly can arise after an episode of isolated traumatic shaking, i.e. shaking without the head impacting on any object" (Elinder et al. 2016)* – „*Die englische Bezeichnung für die Trias ist Shaken Baby Syndrome (SBS), was die Befunde und Symptome beschreibt, die mutmaßlich nach einer Episode des traumatischen Schüttelns auftreten können, also ohne Anprall des Kopfes gegen einen Gegenstand*" – Übersetzung des Verfassers).

Für die Literaturauswahl sind in Bezug auf die Evidenz für die diagnostische Sicherheit extrem hohe Hürden definiert worden: einbezogen wurden nur Studien, welche die Diagnose des misshandlungsbedingten Kopftraumas entweder durch eine Videoaufzeichnung der Tat (sic!) oder durch ein Geständnis des Täters gesichert hatten. Gleichzeitig genügten für die Aufnahme von potentiellen „Differentialdiagnosen" Fallberichte, welche kein formelles *peer review* durchlaufen hatten (Bilo et al. 2017; Debelle et al. 2018; Levin 2017; Lucas et al. 2017; Narang u. Greeley 2017).

Schließlich ist der Bericht mit einem erheblichen, nicht transparent gemachten Interessenkonflikt um den ehemaligen Vorsitzenden des wissenschaftlichen Beirates der SBU, Peter Aspelin, belastet. Dessen Enkel Johan war einige Jahre vor der Erstellung des Berichtes verstorben. Johans Vater, Peter Aspelins Sohn, war zur Last gelegt worden, Johan zu Tode geschüttelt zu haben. Nach eigenen Angaben verbrachte Aspelin daraufhin mehrere Jahre damit, für den Prozess gegen seinen Sohn entlastendes Material zum misshandlungsbedingten Kopftrauma zu sammeln (Aspelin 2017). Somit resultiert auch hier die grundsätzliche Kritik an der diagnostischen Sicherheit des misshandlungsbedingten Kopftraumas aus einem Strafverfahren.

Im Kontrast zu der Autorität einer staatlichen Einrichtung muss zusammenfassend die Validität der SBU-Übersicht als äußerst fragwürdig eingeschätzt werden. Trotzdem steht zu befürchten, dass der Bericht aufgrund der Ähnlichkeit des schwedischen Rechtssystems mit dem Deutschen zukünftig auch vor deutschen Gerichten Verwendung finden wird. Bereits heute wird auf ähnliche Weise vor deutschen Gerichten argumentiert – Küppers et al. beschreiben ein Parteigutachten, in dem versucht wurde, die einzelnen Befunde des misshandlungsbedingten Kopftraumas mit Impfschäden zu erklären (Küppers et al. 2017).

Das macht eine Auseinandersetzung mit der SBU-Übersicht auch für die deutsche Fachöffentlichkeit unerlässlich.

1.1.2.4 Abschließende Bemerkung zur diagnostischen Sicherheit

Verschiedenen interessengeleiteten Versuchen, die diagnostische Sicherheit des misshandlungsbedingten Kopftraumas bzw. die Entität an sich in Frage zu stellen, liegt ein gemeinsames non sequitur zugrunde: Kriterien, die im Strafrecht gelten, sind nicht ohne Weiteres auf die Medizin übertragbar. Das heißt, dass eine Diagnose zunächst mit der in der Medizin üblichen sorgfältigen, multiprofessionellen Betrachtung aller Aspekte mit hoher Sicherheit gestellt werden kann, ggf. unter Ausschluss *medizinisch relevanter* Differentialdiagnosen. Dies ist im medizinischen Alltag jedoch bereits selbstverständlich, schon allein, um das betroffene Kind richtig behandeln zu können und um die Familie vor einer Fehldiagnose und ihren umfangreichen Konsequenzen zu schützen.

Die medizinischen Befunde und die gestellte Diagnose haben dann im juristischen Verfahren eine große Bedeutung. Umgekehrt spielen die Kontroversen im Strafverfahren für die medizinische Versorgung und Forschung nur eine sehr untergeordnete Rolle, da dort nicht die Hypothesengenerierung nach wissenschaftlichen Maßstäben im Vordergrund steht, sondern die Entlastung eines Angeklagten. So ist v. a. die artifizielle Beschränkung auf eine „klassische Symptomtrias" für die Erarbeitung der Diagnose des misshandlungsbedingten Kopftraumas im klinischen Bereich irrelevant.

1.2   Übersicht zur Primärprävention des misshandlungsbedingten Kopftraumas

Wie dargelegt sind mit dem misshandlungsbedingten Kopftrauma eine hohe Letalität und erhebliche Langzeitfolgen für einen Großteil der Überlebenden verbunden. Zu der individuellen Last, welche dadurch den Opfern und ihren Familien auferlegt wird, kommen erhebliche gesellschaftliche Folgekosten. So errechneten Miller und Steinbeigle in den USA gesellschaftliche Kosten von durchschnittlich 2,6 Millionen US-$ (ca. 2,3 Millionen EUR, Umrechnungskurs vom 19.03.2019) pro überlebtem misshandlungsbedingtem Kopftrauma. Darin sind Behandlungskosten, Kosten für Jugendhilfemaßnahmen und Strafverfolgung ebenso eingerechnet wie der Produktivitätsverlust der betroffenen Person durch Invalidität. Unter Berücksichtigung dieser Aspekte wird klar, warum beim misshandlungsbedingten Kopftrauma in erster Linie primärpräventive Ansätze verfolgt werden müssen.

In ursächlichem Zusammenhang mit dem misshandlungsbedingten Kopftrauma wird meist ein anhaltendes (physiologisches) Schreien des jungen Säuglings genannt (Reijneveld et al. 2004). In der Tat korreliert der Inzidenzgipfel des
misshandlungsbedingten Kopftraumas im ersten Trimenon (Barr 2012) eng mit
der Phase vermehrten Schreiens (Papoušek 2009). Zudem werden vermeintlich
unstillbare Schreiattacken immer wieder als Auslöser genannt, wenn identifizierte
Täter rückblickend zur Tat befragt werden (Adamsbaum et al. 2010; Feld et al.
2018; Starling et al. 2004).

Nach Dias et al. gibt es jedoch noch weitere Aspekte, die das misshandlungsbedingte Kopftrauma zu einem wichtigen und potentiell erfolgversprechenden
Ziel für Präventionsbemühungen machen (Dias et al. 2005):

- die Folgen für die betroffenen Kinder sind erheblich,
- die volkswirtschaftlichen Kosten sind hoch (Miller et al. 2018),
- die betroffenen Patienten gehören vorwiegend zu einer klar umschriebenen
  Altersgruppe (Säuglinge)
- Säuglinge haben meist regelmäßigen Kontakt zu Fachkräften aus dem Gesundheitswesen.

Daraus leiten Dias et al. folgende Ansprüche an Präventionsprogramme ab:
Sie müssen universal sein, d. h. alle Säuglinge und ihre Eltern erreichen und
entsprechend kostengünstig sein (Dias et al. 2005).

1.2.1 Systematische Literaturübersicht

Zur Darstellung des aktuellen Forschungsstandes zu Präventionsprogrammen
wurde eine systematische Literaturrecherche durchgeführt, angelehnt an die Empfehlungen der PRISMA Group (Moher et al. 2009). Da jedoch das Ziel keine
eigene systematische Übersichtsarbeit über die bestehende Literatur war, erfolgte
keine Metaanalyse der in den ausgewerteten Literaturstellen präsentierten Daten.
Ziel war es vielmehr, einen Überblick über die Evidenz zu Maßnahmen der
Primärprävention von misshandlungsbedingten Kopftraumata bei Säuglingen und
Kleinkindern herzustellen.

Am weitesten verbreitet sind aufgrund der oben beschriebenen Anforderungen
Programme, welche auf Aufklärung setzen. Diese sind für große Teilnehmerzahlen entwickelt, umgesetzt und evaluiert worden und werden im Folgenden näher
betrachtet.

Ausgeschlossen wurden Artikel, welche zur Prävention auf Verhaltensänderungen von Eltern oder eine Reduktion der kindlichen Schreiphasen zielten, da sie aufgrund des notwendigen Aufwandes für wesentlich geringere Teilnehmerzahlen konzipiert und somit für ein universelles Präventionsprogramm ungeeignet sind. Entsprechend sind sie bislang kaum empirisch evaluiert worden. Ebenso ausgeschlossen wurden sekundäre Auswertungen bereits früher publizierter Daten.

Die Suche in der PubMed-Datenbank wurde beschränkt auf den Zeitraum 01.01.1998 – 30.06.2018 und am 01.07.2018 durchgeführt. Die Suchstrategie kombinierte die Begriffe *abusive head trauma, shaken baby syndrome, shaken-baby syndrome* und *non accidental head injury* mit den Begriffen *prevention* oder *education*. Eingeschlossen wurden Artikel auf Deutsch und Englisch. Die vollständige Suchstrategie bei Pubmed lautete somit: *(Abusive head trauma[Title/Abstract]) OR shaken baby syndrome[Title/Abstract] OR Shaken-baby syndrome[Title/Abstract] OR non accidental head injury[Title/Abstract]) AND (prevent*[Title/abstract] OR educat*[Title/Abstract]) AND ("1998/07/01"[Date – Publication]: "2018/07/01"[Date – Publication] AND ("english"[Language] OR "german"[Language]).* Eine entsprechende deutschsprachige Literatursuche wurde in der LIVIVO-Datenbank der Deutschen Zentralbibliothek für Medizin (ZBMed) in Köln durchgeführt. Die Suchen ergaben 173 Treffer, deren Abstracts auf Relevanz überprüft wurden. In die weitere Betrachtung eingeschlossen wurden Studien mit Originaldaten oder systematische Literaturübersichten, welche Präventionsprogramme anhand von Aufklärungskampagnen beschrieben.

Aus 59 im Volltext ausgewerteten Artikeln erfüllten 22 die Einschlusskriterien (vgl. Tabelle 1.1).

Tabelle 1.1 Vergleich publizierter Programme zur SBS-Prävention. Dargestellt sind Setting der Rekrutierung der Teilnehmer (GVK = Geburtsvorbereitungskurs; GK = Geburtsklinik; KäP = kinderärztliche Praxis; zH = Haushalt der Eltern), Ort der Durchführung, Stichprobengröße, Anteil der Eltern, die bereits vom Schütteltrauma gehört hatten („SBS-Wissen"), systematische Erfassung von Vätern sowie Endpunkt (ein klein geschriebener Buchstabe steht für einen nicht signifikanten Effekt, ein Großbuchstabe für einen signifikanten Effekt (a/A = Wissen über das SBS; b/B = Wissen über das Schreien; c/C = Wissen über sichere elterliche Verhaltensweisen; d/D = Inzidenz des SBS in der Studienregion; e/E = Verhaltensänderung der Eltern; f/F = Selbsteinschätzung der Eltern; g/G = Anrufaufkommen bei einem Sorgentelefon für Eltern). * Für das Wissen um das SBS wurden verschiedene Scores verwendet, so dass ein Vergleich nicht möglich ist. ** lediglich von den Eltern erfragt *** kein Signifikanztest erfolgt / angegeben **** es wurde keine eigentliche Präventionsmaßnahme evaluiert, sondern eine allgemeine Befragung von Müttern, wie sie über das SBS aufgeklärt werden wollten ***** retrospektive Fall-Kontroll-Studie

Name, Jahr	Rekrutierung	Ort	Stichprobe (n)	SBS-Wissen prä-Test	Väter systematisch erfasst? (%)	Endpunkte
Altman (2011)	GK	NY, USA	65 663	n.a.	ja (41,9 %)	D
Barr, Barr (2009)	zH	Kanada	1 279	*	nein	A, B, c
Barr, Rivara (2009)	GVK, GK, KäP, zH	WA, USA	2 738	*	nein	A, B, e
Barr (2018)	GK	Kanada	354 447	n.a.	ja (74,4 %)	D
Bechtel (2011)	GK	CT, USA	222	74,0 %	nein	A, b, C
Dias (2005)	GK	NY, USA	65 205	93 %	ja (76 %)	D
Dias (2017)	GK	PA, USA	1 593 834	n.a.	ja (69,8 %)	d, F
Deyo (2008)	GK	OH, USA	7 051	n.a.	nein	a, b, C
Fujiwara (2012)	GK	Japan	201	*	nein	a, B, c
Fujiwara (2015)	GVK, zH	Japan	1 594	*	nein	A, B, C, F
Goulet (2009)	GK	Kanada	263	n.a.	ja (26,2 %)	A, B, C **

(Fortsetzung)

Tabelle 1.1   (Fortsetzung)

Name, Jahr	Rekrutierung	Ort	Stichprobe (n)	SBS-Wissen prä-Test	Väter systematisch erfasst? (%)	Endpunkte
Keenan (2010)	GK	UT, USA	77	n.a.	Nein	d *****
Kelly (2016)	GK, zH	Neuseeland	2 592	n.a.	ja (34 %)	a, c ***
Mann (2015)	GK	Irland	233	46,6 %	nein	****
Morrill (2015)	GK	MA, USA	423	n.a.	ja (70 %)	C
Ornstein (2016)	GK	Kanada	93	*	nein	A, b
Reese (2014)	GK	OH, USA	211	*	nein	a, c ***
Simonnet (2014)	GK	Frankreich	266	70,7 %	ja (30 %)	A, B, C
Stewart (2011)	GK	Kanada	10 520	n.a.	ja (65 %)	f ***
Taşar (2015)	GK	Türkei	545	*	nein	A, B, C
Tolliday (2010)	GK	Australien	116	n.a.	ja (26 %)	A, B
Zolotor (2015)	GK	NC, USA	405 060	n.a.	nein	d, G

1.2.1.1   Inhalte der Primärprävention

Die meisten Präventionsprogramme klären Mütter kurz nach der Geburt ihrer Kinder über folgende Inhalte auf (Altman et al. 2011; API Kinder- und Jugendstiftung 2018; Barr, Barr, et al. 2009; Barr, Rivara, et al. 2009; Deutscher Kinderverein 2017; Dias et al. 2005; Nationales Zentrum Frühe Hilfen 2017; Zolotor et al. 2015):

- die Gefahren des Schüttelns
- die Tatsache, dass anhaltende Schreiphasen bei Säuglingen normal sein können, nicht unbedingt eine Erkrankung anzeigen und nicht bedeuten, dass die Eltern etwas falsch machen oder vom Kind abgelehnt werden

- den sicheren Umgang mit einem Säugling, der anhaltend schreit (insbesondere die „Notlösung", den weinenden Säugling an einem sicheren Ort abzulegen, ihn kurz allein zu lassen und in einen anderen Raum zu gehen, um sich zu sammeln).

Diese Inhalte entsprechen auch den Empfehlungen der Weltgesundheitsorganisation (Sethi et al. 2013, S. 63).

Interessanterweise gibt jedoch kein Programm eine genaue Zeitvorgabe, wie lange es in Ordnung sei, ein weinendes Baby allein zu lassen, um sich zu sammeln. In der Regel ist von einer nicht näher spezifizierten kurzen Zeit (*a while*) die Rede oder es wird die Empfehlung gegeben, in kurzen Abständen nach dem Baby zu sehen (Mann et al. 2015; Miller Ferguson et al. 2017). Die Elterninformation des NZFH rät Eltern in dieser Situation, „alle paar Minuten" nach ihrem Kind zu schauen (Nationales Zentrum Frühe Hilfen 2019).

1.2.1.2 Situation in Deutschland

In Deutschland haben in der Vergangenheit meist regionale Präventionsprogramme verschiedene Kanäle (Werbeträger im öffentlichen Raum, Kinospots, Auslagen in Wartezimmern) genutzt, um über die Gefahren des misshandlungsbedingten Kopftraumas aufzuklären. Die Kampagne „Schütteln tötet" der Hamburger API Kinder- und Jugendstiftung zeigte 2018 im öffentlichen Raum plakatierte Slogans wie „Korrekt, Bogdan – Platz' vor Wut, aber schüttle nie dein Baby" (Abbildung 1.1) und war im norddeutschen Raum zu sehen (API Kinder- und Jugendstiftung 2018). „Schreien kann nerven. Schütteln kann töten" war zur selben Zeit eine auf Berlin beschränkte Kampagne des Deutschen Kindervereins, die ebenfalls auf Werbeträger im öffentlichen Raum und eine Internetseite zur Aufklärung setzte (Deutscher Kinderverein 2017).

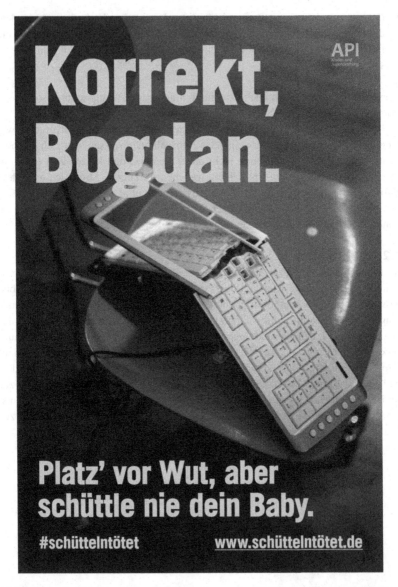

Abbildung 1.1 Plakatmotiv der Aufklärungskampagne #schüttelntötet, welches 2018 im norddeutschen Raum zu sehen war

Daneben hat das Nationale Zentrum Frühe Hilfen (NZFH) seit 2017 mit dem bundesweiten „Bündnis gegen Schütteltrauma" ein Präventionsnetzwerk geschaffen, welches Eltern über die Gefahren des misshandlungsbedingten Kopftraumas aufklärt (Nationales Zentrum Frühe Hilfen 2017). Durch Projektpartner aus der Medizin, der Kinder- und Jugendhilfe, freien Trägern und anderen wird versucht, möglichst viele Eltern in verschiedenen Phasen ihres Elternseins anzusprechen. Bislang liegt für die deutschen Präventionskampagnen keine empirische Evaluation vor.

1.2.1.3 Effektivität der Primärprävention

Im englischen Sprachraum ist die wissenschaftliche Evaluation von Präventionskampagnen zwar wesentlich stärker etabliert als in Deutschland. Die empirische Basis der Programme ist jedoch gering. Nur etwa die Hälfte der publizierten Untersuchungen hat überhaupt die Bekanntheit des misshandlungsbedingten Kopftraumas *vor* der Intervention in ihrer eigenen Stichprobe erhoben (vgl. Tabelle 1.1). Häufig wurden die Teilnehmenden lediglich post-hoc zum Wissen über das misshandlungsbedingte Kopftrauma, kindliche Schreiphasen oder Einstellungen zu potentiell schädlichen Erziehungsmethoden wie z. B. dem Schütteln etc. befragt. Vergleichsdaten zur Allgemeinbevölkerung fehlen ganz.

Wenn in der Evaluation die Teilnehmenden vor und nach der Intervention befragt wurden, konnten zwar die meisten der Programme zeigen, dass sie das Wissen der Mütter zu den vermittelten Inhalten erhöhen konnten (Barr, Barr, et al. 2009; Bechtel et al. 2011; Deyo et al. 2008). Erstens war dieses Wissen aber bereits vor Teilnahme an den Aufklärungsprogrammen hoch gewesen (Deyo et al. 2008) und zweitens ist der Goldstandard jeder Primärprävention die Senkung der Inzidenz, das mütterliche Wissen zu den Gefahren des Schüttelns lediglich ein Surrogatparameter.

Der Nachweis einer tatsächlichen Senkung der Inzidenz des misshandlungsbedingten Kopftraumas gelang erstmals Dias et al. (Dias et al. 2005). Diese konnten 2005 in einer vielbeachteten Arbeit im US-amerikanischen Bundesstaat New York mit einem elternzentrierten Aufklärungsprogramm eine Reduktion der Inzidenz um 47 % erreichen. Sechs Jahre später gelang Altman et al. mit Dias' Programm erneut eine deutliche Senkung der Inzidenzrate im selben Bundesstaat, allerdings mit vergleichsweise sehr kleinen absoluten Zahlen ((Altman et al. 2011), vgl. auch Tabelle 1.1).

Das Besondere an den Programmen von Dias und Altman war dabei, dass systematisch auch männliche Betreuungspersonen in die Aufklärung miteinbezogen wurden. Das Präventionsprogramm von Dias et al. umfasste im 6-Jahreszeitraum von 1998 bis 2004 zunächst die Schulung von Krankenschwestern auf Wöchnerinnenstationen. Diese sollten die Eltern (ausdrücklich wo immer möglich auch die Väter oder Männer in der Vaterrolle) mit Informationsmaterial über die Gefahren des Schüttelns und möglichen sicheren Reaktionen auf anhaltendes Schreien ihres Kindes versorgen. Die Eltern wurden dann gebeten, einen Aufklärungsbogen zu unterzeichnen, dass sie die Materialien erhalten und verstanden hatten. Die Rücklaufquote der Bögen wurde erfasst und getrennt für Mütter und Väter ausgewertet. 96 % der Mütter und 76 % der Väter hatten die unterschriebenen Aufklärungsbögen abgegeben. Die Inzidenz des misshandlungsbedingten Kopftraumas in den sechs Jahren der Studie wurde mit der Inzidenz in den sechs Jahren vor Beginn der Studie verglichen. Es erfolgte zusätzlich ein Vergleich mit der Inzidenzrate im Nachbarbundesstaat Pennsylvania. Die Inzidenzrate des misshandlungsbedingten Kopftraumas in der untersuchten Region sank dabei von 41,5/100 000 Lebendgeborene auf 22,2/100 000 Lebendgeborene, gleichzeitig wurde im benachbarten Bundesstaat keine Veränderung der Inzidenzrate im selben Zeitraum beobachtet.

Dias et al. publizierten 2017 die Evaluation ihres Präventionsprogrammes, welches zuvor im gesamten Bundesstaat Pennsylvania für Entbindungskliniken verpflichtend eingeführt worden war mit einer entsprechend hohen Fallzahl (n = 1 593 834) (Dias et al. 2017). Widersprechend zu den Ergebnissen der kleineren, früheren Studien konnte nun keine Senkung der Inzidenzrate der Hospitalisierungen aufgrund des misshandlungsbedingten Kopftraumas gezeigt werden. Im Kontrollzeitraum stieg die Inzidenzrate in Pennsylvania sogar leicht an, von 24,1/100 000 Kindern unter 24 Monaten auf 26,6/100 000 Kindern unter 24 Monaten. Die Autoren diskutieren dies unter anderem mit den offensichtlichen Schwierigkeiten, die Adhärenz zum Studienprotokoll über einen gesamten Bundesstaat sicherzustellen: so hatten nur 5,7 % der teilnehmenden Eltern die gesamte Intervention, bestehend aus Fragebogen, Broschüre und Video erhalten. Gleichzeitig zeigten andere Autoren, dass im Zeitraum der Intervention die Inzidenzrate des misshandlungsbedingten Kopftraumas in den USA insgesamt gestiegen war (Berger et al. 2011; Xiang et al. 2013).

Andere Autoren konnten keine Auswirkung ihrer Aufklärungsprogramme auf regionale Inzidenzen feststellen (Keenan u. Leventhal 2010; Zolotor et al. 2015). Bemerkenswert ist, dass zwei inhaltlich fast identische Aufklärungsprogramme wie bei Dias und Altman (Altman et al. 2011; Dias et al. 2005) eingesetzt worden waren. Der wesentliche Unterschied ist jedoch, dass sie sich nicht explizit an männliche Betreuungspersonen gerichtet hatten. In einer aktuell publizierten Arbeit konnten Barr et al. wiederum mit einem Programm, welches 74,4 % der Väter erreicht hatte, einen Rückgang der Hospitalisierungen aufgrund eines misshandlungsbedingten Kopftraumas in Kanada nachweisen (Barr et al. 2018). Gleichzeitig existiert bislang erst eine differenzierte Auswertung des Wissens um das misshandlungsbedingte Kopftrauma zwischen männlichen und weiblichen Teilnehmenden vor und nach der Intervention mit kleiner Fallzahl (n = 266) (Simonnet et al. 2014). Eine weitere Stratifizierung, etwa nach Alter, ist nicht erfolgt.

Die systematische Einbeziehung von männlichen Betreuungspersonen scheint also in Zusammenhang mit der Effektivität von elternzentrierten Aufklärungsprogrammen zur Primärprävention des misshandlungsbedingten Kopftraumas zu stehen. Dass mit diesem Zusammenhang auch eine Kausalität verbunden sein könnte und welche anderen Zielgruppen für Präventionsprogramme neben Müttern ebenfalls relevant sein könnten, legt ein Blick auf die täterspezifischen Risikofaktoren beim misshandlungsbedingten Kopftrauma nahe.

1.2.2 Täterspezifische Risikofaktoren

Dias et al., Altman et al. und später auch Barr et al. (Altman et al. 2011; Barr et al. 2018; Dias et al. 2005) hatten mit ihren Präventionsprogrammen gezielt auch Väter angesprochen und so eine Senkung der Inzidenzrate des misshandlungsbedingten Kopftraumas erreichen können. Wie zuvor gezeigt wurde, ähneln sich die Inhalte der ausgewerteten Präventionsprogramme stark, so dass der Effekt möglicherweise eher in der Auswahl der Zielgruppe zu suchen ist. Dies spricht für eine zentrale Rolle männlicher Betreuungspersonen für die Effektivität von Präventionsprogrammen. Ein Grund dafür könnte in der Tatsache begründet sein, dass Aufklärungsprogramme gezielt potentielle „Täter" erreichen müssen, um wirkungsvoll zu sein.

Denn obgleich Mütter die meiste Zeit mit einem Säugling verbringen, sind es meist andere Betreuungspersonen, die ihnen ein misshandlungsbedingtes Kopftrauma zufügen: zu 60 % sind männliche Täter identifiziert worden (leibliche Väter, Stiefväter, Partner der Mütter) und in der Gruppe der weiblichen Täterinnen spielen neben den Müttern Babysitter eine wichtige Rolle (Berner et al. 2009; Starling et al. 1995), letztere meist im Teenageralter (Finkelhor u. Ormrod 2001). Männliche Täter wiesen mit 27 Jahren in einer Untersuchung von Esernio-Jenssen et al. außerdem ein niedrigeres mittleres Alter als weibliche Täterinnen auf (34 Jahre) (Esernio-Jenssen et al. 2011). Als weitere Risikofaktoren für das misshandlungsbedingte Kopftrauma gelten ein niedriger sozioökonomischer Status, niedriger Bildungsabschluss und früherer Kontakt zur Kinder- Jugendhilfe (Barlow u. Minns 2000; Kelly et al. 2017; Kotch et al. 1995; Stiffman et al. 2002).

Es ist zudem gut untersucht, dass Erwachsene, die eigene Misshandlungserfahrungen in der Kindheit gemacht haben, ein höheres Risiko haben, ihrerseits gewalttätiges und schädliches Verhalten gegenüber Familienmitgliedern zu zeigen (Bailey et al. 2012; Dixon, Browne, et al. 2005; Dixon, Hamilton-Giachritsis, et al. 2005). Hierfür werden unter anderem die negativen Einflüsse belastender Kindheitserfahrungen auf die Bindungsfähigkeit der Betroffenen verantwortlich gemacht (Thomson u. Jaque 2017). Störungen in der Bindung zwischen Betreuungsperson und Kind wiederum postuliert Barr als das verbindende Element, welches erklären kann, warum ein eigentlich normaler und physiologischer Stimulus wie das Schreien eines Säuglings zu einer so katastrophalen Reaktion seiner Betreuungsperson führt (Barr 2012). Isumi et al. konnten eine direkte Risikobeziehung zwischen belastenden Kindheitserlebnissen (in diesem Fall als Kind miterlebter häuslicher Gewalt) und dem Schütteln des eigenen Kindes belegen (Isumi u. Fujiwara 2016).

Neben der impulsiv-aggressiven Ebene sind Erwachsene mit belastenden Kindheitserfahrungen auch eher bereit, bewusst selbst potentiell schädliche Erziehungsmethoden wie Körperstrafen einzusetzen, wie Witt et al. an einer deutschen bevölkerungsrepräsentativen Stichprobe zeigen konnten (Witt, Fegert, et al. 2017).

Wie gezeigt wurde, können primärpräventive Programme nur dann effektiv sein, wenn sie den spezifischen Informationsbedarf der dargestellten Risikogruppen erfüllen. Als Grundlage hierfür bedarf es jedoch einer soliden Datenbasis über das Wissen zum misshandlungsbedingten Kopftrauma von allen potentiellen Risikogruppen. Bislang liegt diese Datenbasis lediglich zu Müttern kurz nach der Entbindung vor – die zudem dafür spricht, dass Mütter auch vor der Teilnahme an Aufklärungsprogrammen bereits über eine hohes Wissen zu den Inhalten der Programme verfügen (Bechtel et al. 2011; Deyo et al. 2008; Dias et al. 2005; Mann et al. 2015; Ornstein et al. 2016; Beth S. Russell u. Britner 2006; Simonnet et al. 2014). Das Wissen zum misshandlungsbedingten Kopftrauma der beschriebenen Risikogruppen, also jungen Männern mit niedrigem Bildungsabschluss und weiblichen Teenagern ist bislang noch nicht systematisch untersucht worden.

1.3 Fragestellung und Hypothesen

Die zentrale Bedeutung von Aufklärungsprogrammen für die Primärprävention des misshandlungsbedingten Kopftraumas konnte klar dargelegt werden. Gleichzeitig besteht ein fast vollständiger Mangel an empirischem Wissen darüber, welche Zielgruppen für die Aufklärung relevant wären und wie die verschiedenen Zielgruppen gezielt angesprochen werden könnten.

Wie gezeigt werden konnte, sind für die meisten Fälle von misshandlungsbedingten Kopftraumata männliche Täter verantwortlich. Verschiedene Risikofaktoren, wie selbst erlebte belastende Kindheitserfahrungen, erhöhen zudem das Risiko einer Person, selbst Kinder zu misshandeln. Programme zur Primärprävention, welche die Aufklärung der Betreuungspersonen zum Inhalt haben, sind nur dann in der Lage, die Inzidenz misshandlungsbedingter Kopfverletzungen zu senken, wenn sie gezielt auch männliche Betreuungspersonen ansprechen. Die Programme müssten also immer dann besonders wirksam sein, wenn sie Personen erreichen, die einerseits zur Risikogruppe potentieller „Täter" gehören und wenn deren Wissen zu Fragen misshandlungsbedingter Kopfverletzungen vor der Intervention besonders niedrig ist.

Das Wissen der beteiligten Mütter wird in den untersuchten Arbeiten jedoch bereits vor den Interventionen als hoch beschrieben.

Daraus ergibt sich die Fragestellung, ob ein unterschiedliches Wissen zum misshandlungsbedingten Kopftrauma in verschiedenen Risikogruppen der Bevölkerung verantwortlich für die unterschiedliche Effektivität der Präventionsprogramme sein könnte und ob das Vorhandensein von Risikofaktoren mit einem niedrigeren Wissensstand korreliert.

Zur Beantwortung der Fragestellung wurden daher folgende Hypothesen formuliert und überprüft:

1. Hypothese 1: Da überprüft werden soll, ob das Wissen um das misshandlungsbedingte Kopftrauma bei Männern, jungen Menschen und Menschen mit niedrigerem Bildungsabschluss tatsächlich geringer ausgeprägt ist (Alternativhypothese), werden folgende Nullhypothesen getestet:
   a. Mindestens gleich viele Männer (m) wie Frauen (w) haben schon einmal vom misshandlungsbedingten Kopftrauma gehört ($H0:\mu_m \geq \mu_w$).
   b. Mindestens gleich viele jüngere Menschen (j) wie ältere Menschen (ä) haben schon einmal vom misshandlungsbedingten Kopftrauma gehört ($H_0:\mu_j \geq \mu_ä$),

c. Mindestens gleich viele Menschen mit niedrigem Bildungsabschluss (nB) wie Menschen mit höherem Bildungsabschluss (hB) haben schon einmal vom misshandlungsbedingten Kopftrauma gehört (H0:$\mu_{nB} \geq \mu_{hB}$).

2. Hypothese 2: Da überprüft werden soll, ob die Zustimmung zu potentiell schädlichen Erziehungsmethoden bei eigenen Erfahrungen belastender Kindheitserlebnisse (ACE) tatsächlich höher ist (Alternativhypothese), wird folgende Nullhypothese getestet: Menschen ohne belastende Kindheitserfahrungen stimmen mindestens gleich häufig dem Einsatz potentiell schädlicher Erziehungsmethoden zu (H$_0$:$\mu \geq \mu_{ACE}$).

Ziel war es, eine wissenschaftliche Grundlage für maßgeschneiderte Präventionsprogramme zu schaffen, die den individuellen Aufklärungsbedarf potentieller Risikogruppen ansprechen und so eine messbare Senkung der Inzidenz des misshandlungsbedingten Kopftraumas bewirken können.

Material und Methoden

2

2.1 Fragenkatalog

Zunächst wurden von den Befragten soziodemographische Daten in Interviewform erhoben. Die Ergebnisse sind in Tabelle 2.1 dargestellt. Anschließend wurde den Befragten ein Fragebogen übergeben, der allein auf Papier ausgefüllt werden sollte. Die Interviewer standen für Rückfragen bereit. Nach der Beantwortung der Fragen wurden die Fragebögen getrennt von den persönlichen Daten in einem Umschlag versiegelt.

Das Wissen um das misshandlungsbedingte Kopftrauma wurde mit der Frage "Haben Sie schon einmal vom Schütteltrauma (Shaken Baby Syndrom) gehört?" erfasst. Die Antwortmöglichkeiten umfassten „ja" und „nein". Dies wurde in der anschließenden binär-logistischen Regressionsanalyse als abhängige Variable verwendet. Hierbei wurde der in der Allgemeinbevölkerung geläufigere ältere Terminus „Schütteltrauma" verwendet. Die weiteren Fragen wurden dann nur denjenigen gestellt, die angegeben hatten, bereits vom Schütteltrauma gehört zu haben. Erfasst wurden die Informationsquellen mit der Frage „Wenn ja: Wie haben Sie davon erfahren?" und den Antwortmöglichkeiten:

- Ärztin/Arzt
- Hebamme
- Medizinisches Fachpersonal
- Medien/Nachrichten

Ergänzende Information Die elektronische Version dieses Kapitels enthält Zusatzmaterial, auf das über folgenden Link zugegriffen werden kann https://doi.org/10.1007/978-3-658-43184-6_2.

- Freunde
- Kollegen
- Andere.

Für die Auswertung wurden „Ärztin/Arzt", „Hebamme" und „medizinisches Fachpersonal" sowie „Freunde" und „Kollegen" gruppiert.

Das Wissen um die Gefahren des Schüttelns wurden erfragt mit der Frage „Was denken Sie, können Folgen eines Schütteltraumas (Shaken Baby Syndrom) sein?" Folgende Antwortmöglichkeiten konnten jeweils mit „ja" oder „nein" beantwortet werden:

- schwere Gehirnverletzungen
- Entwicklungsauffälligkeiten
- Koma
- Tod

Zur Überprüfung der Frage, ob die zentralen Botschaften der Aufklärungskampagnen verstanden worden waren (vgl. Abschn. 1.2), mussten für eine als richtig gewertete Antwort alle vier potentiellen Folgen mit „ja" beantwortet worden sein. Dieser Ansatz wurde gewählt, da die Frage mit ausschließlich negativen Folgen des Schütteltraumas recht suggestiv gestellt war und in einer umfassenden Aufklärung über das Schütteltrauma alle genannten bedrohlichen Folgen angesprochen werden sollten.

Die Haltung zur Prävention durch Aufklärung wurde mittels „Denken Sie, dass es wichtig ist Eltern darüber zu informieren?" erfragt (Antwortmöglichkeiten „ja" und „nein"), sowie „Was wäre der richtige Zeitpunkt, darüber zu informieren?" mit den Antwortmöglichkeiten

- „vor der Geburt",
- „vor der Entlassung aus dem Krankenhaus" und
- „nach der Entlassung aus dem Krankenhaus",

die ebenfalls jeweils mit „ja" oder „nein" beantwortet werden konnten.

Tabelle 2.1 Soziodemographische Daten der Stichprobe; dargestellt sind die soziodemographischen Daten der Teilnehmer der Befragung als Gesamtstichprobe (N = 2531) und aufgeteilt nach Geschlechtern in absoluten Zahlen. Prozentwerte in Bezug auf die Stichprobe in Klammern. Tabelle aus (Berthold, Clemens, et al. 2019). Rechte beim Autor.

	gesamt	weiblich (n = 1 401, 55,4 %)	männlich (n = 1 130, 44,6 %)
Alter in Jahren, Mittelwert (SD)	48,6 (18,0)	48,7 (18,0)	48,4 (18,1)
lebt in Partnerschaft	1 351 (53,4)	734 (52,4)	617 (54,6)
eigene Kinder < 18 J.	1 586 (62,7)	949 (67,7)	637 (56,4)
deutsche Staatsbürgerschaft	2 429 (96,0)	1359 (97,0)	1070 (94,7)
Bildungsabschluss			
ohne Schulabschluss	56 (2,2)	40 (2,9)	16 (1,4)
jeglicher Schulabschluss	2 169 (85,7)	1 222 (87,2)	947 (83,8)
Hochschulabschluss	233 (9,2)	103 (7,4)	130 (11,5)
aktuell noch Schulbesuch	65 (2,6)	33 (2,4)	32 (2,8)
Erwerbstätigkeit			
Vollzeit	1 067 (42,4)	429 (30,8)	638 (56,8)
Teilzeit 15–34 Std./Woche	285 (11,3)	260 (18,7)	25 (2,2)
Teilzeit < 15 Std./Woche	83 (3,3)	71 (5,1)	12 (1,1)
Bundesfreiwilligendienst, Mutterschafts- oder Erziehungsurlaub	26 (1,0)	23 (1,7)	3 (0,3)
Arbeitslos	125 (5,0)	68 (4,9)	57 (5,1)
Rentner, Pensionär, Vorruhestand	640 (25,4)	350 (25,1)	290 (25,8)
nicht berufstätig (Hausmann)	79 (3,1)	76 (5,5)	3 (0,3)
in Berufsausbildung	62 (2,5)	36 (2,6)	26 (2,3)
in (Hoch-)Schulausbildung	149 (5,9)	80 (5,7)	69 (6,1)

2.1.1   SBS Awareness Assessment – Short Version

Das *SBS Awareness Assessment – Short Version* ist die verkürzte Version eines Fragebogens, um Probanden nach subjektiv als geeignet empfundenen Methoden zu befragen, um einen schreienden Säugling zu beruhigen. Das Instrument wurde mit befriedigender Güte evaluiert (Cronbachs Alpha: 0,79 für die potentiell schädlichen Erziehungsmethoden, siehe unten) (B. S. Russell 2010) und in ähnlichen empirischen Untersuchungen eingesetzt (Mann et al. 2015). Folgende Fragen wurden für diese Studie übernommen und allen Befragten gestellt, unabhängig davon, ob diese angegeben hatten, bereits vom Schütteltrauma gehört zu haben:

„Für wie lange ist es in Ordnung, ein weinendes Baby alleine zu lassen?"

- nie
- bis zu 5 Minuten
- bis zu 15 Minuten
- bis zu 30 Minuten
- mehr als 30 Minuten

„Für den Rest dieses Fragebogens, bitten wir Sie, Ihre Einschätzung abzugeben welche Handlungen angemessen in der Erziehung sind, oder ob Sie denken, dass diese Handlungen einem Baby schaden."

- das Baby in einem Schaukelstuhl schaukeln
- das Baby anbrüllen oder anschreien
- das Baby mit einem Spielzeug oder etwas zu Essen ablenken
- mit dem Baby im Arm umhergehen
- dem Baby Essen abnehmen oder verweigern
- das Baby schütteln
- mit dem Baby sprechen
- das Baby ausschimpfen
- das Baby übers Knie legen
- das Baby halten
- das Baby schlagen oder ohrfeigen
- das Baby füttern

Aus den zwölf Items wurden für diese Arbeit fünf ausgewählt, die sich auf potentiell schädliche elterliche Verhaltensweisen beziehen (vollständiger Fragebogen im Anhang 7.1 im elektronischen Zusatzmaterial) und die in der Evaluation des SBS Awareness Assessment Short Version die höchste interne Konsistenz (Cronbachs Alpha 0,79) gezeigt hatten. Diese waren:

- das Baby anbrüllen oder anschreien
- dem Baby Essen abnehmen oder verweigern
- das Baby schütteln
- das Baby ausschimpfen
- das Baby schlagen oder ohrfeigen

Ein sechstes Item, „das Baby übers Knie legen", wurde in der deutschen Übersetzung als missverständlich empfunden und daher nicht in die Analyse einbezogen. Die Formulierung im englischen Original lautet *spanking the baby*, was sich im allgemeinen Sprachgebrauch eindeutig auf Körperstrafen bezieht. Diese Bedeutung konnte rückblickend der deutschen Übersetzung nicht mehr eindeutig zugeordnet werden, da zu harmlosen Verhaltensratschlägen für Eltern wie dem „Fliegergriff", dem Turnen auf einem Medizinball und anderen eine gewisse assoziative Nähe für die Befragten entstanden sein konnte, die das Ergebnis verfälscht hätte.

Wie weiter oben ausgeführt (vgl. S. 19), bleiben die Präventionsprogramme in Bezug auf die akzeptable Zeitdauer, einen Säugling im Notfall schreien zu lassen, eher vage. Es wurde daher eine konservative Schwelle von 5 Minuten definiert, die Personen, welche bereits über das Schütteltrauma und sichere Alternativen aufgeklärt wurden, sicher noch als akzeptabel einschätzen würden. Die Auswertung erfolgte daher gruppiert in „nie", „bis zu 5 Minuten" und „über 5 Minuten".

Um der Tatsache Rechnung zu tragen, dass vom misshandlungsbedingten Kopftrauma überwiegend Säuglinge betroffen sind (Herrmann et al. 2016), wurde in der Bevölkerungsbefragung einheitlich der Begriff „Baby" benutzt, der in der Alltagssprache als Synonym zum „Säugling" verwendet wird und Kinder innerhalb des ersten Lebensjahres beschreibt.

2.1.2 Adverse Childhood Experiences Questionnaire

Angeschlossen wurde die deutsche Fassung des *Adverse Childhood Experiences Questionnaire*, einem Screening-Instrument, welches zur Erfassung belastender Kindheitserlebnisse (*adverse childhood experiences*, ACE) eingesetzt wird. Erstmalig veröffentlicht von Felitti et al. 1998. Die einzelnen Fragen werden dichotom mit „ja" oder „nein" beantwortet. Die psychometrischen Eigenschaften zeigen eine befriedigende interne Konsistenz (Cronbachs Alpha: 0,76 nach (Wingenfeld et al. 2011)). Der Fragekatalog erfragt folgende zehn Items:

- emotionale Misshandlung
- körperliche Misshandlung
- sexuellen Missbrauch
- emotionale Vernachlässigung
- körperliche Vernachlässigung
- Verlust eines Elternteils (durch Scheidung, Tod oder andere Ursache)
- psychische Erkrankung eines Elternteils
- Substanzabhängigkeit eines Elternteils
- Inhaftierung eines Elternteils
- häusliche Gewalt gegenüber der Mutter

Die erste Hälfte der Items umfasst alle Formen der Kindesmisshandlung und die zweite Hälfte erfragt familiäre Stressfaktoren, die im englischen Sprachraum als *household dysfunction* bezeichnet werden.

Häufig wird für die Auswertung ein sog. „ACE-Score", d. h. die Anzahl der belastenden Kindheitserfahrungen eines Individuums gebildet und als ordinale Variable ausgewertet (so z. B. in Hughes et al. 2017). Diese Auswertung ist jedoch problematisch, da der *ACE Questionnaire* ein breites Spektrum von potentiell belastenden Kindheitserfahrungen abfragt, so z. B. eine Trennung der Eltern ebenso wie sexuellen Missbrauch. Die Aussagekraft eines ACE-Scores, in den alle Faktoren gleich stark gewichtet einfließen, wird kritisch diskutiert (Chung et al. 2009). Für die vorliegende Arbeit ist daher eine differenzierte Auswertung der einzelnen Items des Fragebogens erfolgt.

2.2   Stichprobenauswahl

Es wurde eine repräsentative Zufallsstichprobe der über 14jährigen Bevölkerung in Deutschland untersucht. Die Befragung erfolgte durch ein unabhängiges Institut für Meinungs- und Sozialforschung (USUMA GmbH, Berlin). Die Stichprobe wurde mit dem Random-Route-Verfahren in 258 zuvor definierten Auswahlflächen in Deutschland identifiziert, von denen 210 in den alten und 48 in den neuen Bundesländern lagen: In jeder Fläche wurde ein sog. Sample Point definiert. Ausgehend von den „Sample Points" war jeder 3. Privataushalt aufzulisten, bis pro „Sample Point" 20 Haushalte erfasst waren. Insgesamt wurden so 5 160

Haushalte erfasst. 67 (1,3 %) Adressen waren nicht verwertbar, da entweder die Wohnung unbewohnt war oder die Adresse nicht verwendet wurde. Somit wurden 5 093 Adressen in die Stichprobenermittlung einbezogen. Um die Zielpersonen für das Interview in den Haushalten zu ermitteln, wurde für alle Personen über 14 Jahre ein „Schwedenschlüssel" (*Kish-Selection-Grid*), ein Bestimmungsraster mit vordefinierten Zufallszahlen (Kish 1949), eingesetzt.

Die so zufällig ausgewählten Zielpersonen wurden mündlich aufgeklärt, welchen Forschungshintergrund die Befragung habe, dass die Teilnahme freiwillig erfolge und dass ein Widerruf der Teilnahme auch nach Ausfüllen des Fragebogens noch möglich sei. Bei minderjährigen Zielpersonen wurde das Einverständnis eines Elternteils zur Teilnahme an der Studie eingeholt.

Einschlusskriterien zur Teilnahme waren ein Alter von mindestens 14 Jahren und ausreichende deutsche Sprachekenntnisse, um den Fragebogen verstehen zu können. Die häufigsten Gründe für eine Nicht-Teilnahme ausgewählter Haushalte waren die Weigerung des Haushaltes, an der Bestimmung einer Zielperson mitzuwirken (n = 840, 16,5 %), die Weigerung der identifizierten Zielperson, an der Studie mitzuwirken (n = 804, 15,8 %) oder vier erfolglose Versuche, in den ausgewählten Haushalten eine Person anzutreffen (n = 731, 14,4 %). Die resultierende Stichprobe (N = 2 531) war in Bezug auf die Alters- und Geschlechtsverteilung für die Bevölkerung in Deutschland repräsentativ. Die wichtigsten soziodemographischen Daten der Stichprobe sind in Tabelle 2.1 dargestellt. Details zur Befragung sind im Feldbericht zum Projekt „Repräsentative Befragung der deutschsprachigen Wohnbevölkerung zum körperlichen und geistigen Wohlbefinden – 2017" der USUMA GmbH dargestellt und können dort bezogen werden (Brähler 2018).

2.3   Durchführung der Befragung

Die Befragungen erfolgten zwischen 17. November 2017 und 6. Februar 2018. Die soziodemographischen Daten wurden durch ein Interview zwischen dem Interviewer und dem Befragten anhand eines strukturierten Fragebogens erhoben. Die Fragen im Hauptteil beantwortete jeder Befragte allein mittels eines Selbstausfüllerfragebogens. Der Interviewer stand für konkrete Nachfragen zur Verfügung.

2.4   Ethische Richtlinien

Die Befragung erfolgte unter Einhaltung der vom Weltärztebund verabschiedeten Deklaration von Helsinki über ethische Grundsätze für die medizinische Forschung am Menschen, sowie der ethischen Leitlinien des internationalen Kodex der Marketing- und Sozialforschung der Internationalen Handelskammer und Europäischen Gesellschaft für Meinungs- und Marktforschung (Verbände der Deutschen Markt- und Sozialforschung 2017). Ein Ethikvotum der Universität Leipzig (AZ 418/17-ek vom 23. Oktober 2017) wurde vor Beginn der Befragung eingeholt.

2.5   Altersgruppen der Teilnehmenden

Für die Untersuchung der Fragestellungen dieser Arbeit wurden Altersgruppen gebildet. Für die jüngste Altersgruppe wurde eine eingeschlossene Obergrenze von 24 Jahren definiert (n = 289). Diese wurde gewählt, um die Gruppe der überwiegend (noch) kinderlosen Adoleszenten und jungen Erwachsenen zu erfassen, die trotzdem groß genug sein musste, um eine Vergleichbarkeit der Altersgruppen zu gewährleisten. Diese Gruppe umfasst auch die meist adoleszenten Babysitter beiderlei Geschlechts (Finkelhor u. Ormrod 2001). Die zweite Gruppe ist mit 25 bis 40 Jahren festgelegt worden (n = 606). Somit beinhalten die ersten beiden Gruppen 98 % der Mütter bei der Geburt ihres ersten Kindes (Daten aus (Statistisches Bundesamt (Destatis) 2018). Die nächstältere Altersgruppe ist von 41 bis 55 Jahren definiert worden um eine Gruppe der „jungen Großeltern" zu erfassen (n = 670). Schließlich wurden Befragte > 55 Jahren zusammengefasst (n = 966).

2.6   Statistische Auswertung

Alle statistischen Analysen wurden mit SPSS in der Version 25 durchgeführt. Für Prävalenzraten wurden deskriptive Analysen durchgeführt, zur Prüfung der Nullhypothesen Kontingenzanalysen (Chi-Quadrat nach Pearson). Für die Ermittlung von Einflussfaktoren auf das Wissen zum Schütteltrauma wurde eine binärlogistische Regressionsanalyse mit Alter, Geschlecht, das Vorhandensein eigener Kinder und dem höchsten Bildungsabschluss als unabhängige Variablen durchgeführt. Als abhängige Variable wurde die Beantwortung der Frage „Haben Sie

schon einmal vom Schütteltrauma (Shaken Baby Syndrom) gehört?" mit „ja" eingesetzt. Für die Regressionsanalyse wurde das Alter als kontinuierliche Variable
verwendet.

Ergebnisse

3

Insgesamt wurden 2 531 Personen in die Untersuchung eingeschlossen. Von diesen waren 55,4 % weiblich (n=1 401). Das Durchschnittsalter der Befragten lag bei 48,6 Jahren, die Altersspanne bei 14 bis 93 Jahren. Eigene Kinder unter 18 Jahren gaben 62,7 % der Befragten an, im Mittel wurden 1,15 Kinder angegeben.

3.1 Wissen um das Schütteltrauma

59,4 % (n=1 503) der Befragten gaben an, zuvor bereits vom Schütteltrauma gehört zu haben. Mehr Frauen als Männer hatten bereits vom Schütteltrauma gehört (rund zwei Drittel aller Frauen, aber weniger als die Hälfte aller Männer). Mütter (d. h. Frauen, die angaben, mindestens ein eigenes Kind zu haben) im Alter zwischen 25 und 40 Jahren hatten am häufigsten bereits vom Schütteltrauma gehört, hier betrug der Anteil 72,7 %. Der Geschlechterunterschied war in allen Altersgruppen zu verzeichnen und in der Altersgruppe der jungen Erwachsenen von 25 – 40 Jahren mit 29,1 Prozentpunkten am stärksten ausgeprägt. Mit steigendem Alter nahm die Differenz wieder ab. Der Anteil derer, die bereits vom Schütteltrauma gehört hatten, war in der Altersgruppe der unter 25jährigen am kleinsten. Befragte mit eigenen Kindern gaben häufiger an, bereits vom Schütteltrauma gehört zu haben als diejenigen ohne eigene Kinder. Das Wissen stieg mit dem Bildungsabschluss an. Die Unterschiede im Wissen zeigten durchweg eine hohe Signifikanz (siehe Tabelle 3.1).

O. Berthold, *Wahrnehmung und Prävention des misshandlungsbedingten Kopftraumas*, https://doi.org/10.1007/978-3-658-43184-6_3

Tabelle 3.1 Antworten auf die Frage „Haben Sie schon einmal vom Schütteltrauma (Shaken Baby Syndrom, SBS) gehört"? Dargestellt ist die Gruppe der Befragten, die angaben, bereits vom SBS gehört zu haben, aufgeteilt nach Altersgruppen, eigenen Kindern und Bildungsabschluss. Dargestellt sind Prozentwerte in Bezug auf die Gesamtstichprobe (N=2531) bzw. die Geschlechtergruppen, absolute Zahlen in Klammern. * jeglicher Abschluss einer allgemeinbildenden Schule. Tabelle in englischer Übersetzung veröffentlicht in (Berthold, Clemens, et al. 2019). Rechte beim Autor

	gesamt	weiblich	männlich
bereits vom SBS gehört	59,4 (1 503)	67,9 (951)	48,8 (552)
Chi^2	94,1 (p<0,001)		
Altersgruppen			
<25 Jahre	37,0 (107)	46,2 (73)	26,0 (34)
25–40 Jahre	63,5 (385)	76,7 (254)	47,6 (131)
41–55 Jahre	63,4 (425)	71,1 (270)	53,4 (155)
>55 Jahre	60,7 (586)	66,5 (354)	53,5 (232)
Chi^2	73,8	52,6	38,1
p	<0,001	<0,001	<0,01
eigene Kinder <18 J.			
ja	66,3 (1 052)	72,7 (690)	56,8 (362)
nein	47,7 (448)	57,8 (260)	38,4 (188)
Chi^2	85,1	31,5	37,5
p	<0,001	<0,001	<0,001
Bildungsabschluss			
aktuell noch Schulbesuch	26,6 (17)	45,5 (15)	6,3 (2)
ohne Schulabschluss	41,1 (23)	50,0 (20)	18,8 (3)
jeglicher Schulabschluss*	60,3 (1 307)	68,3 (835)	49,8 (472)
Hochschulabschluss	64,4 (150)	75,7 (78)	55,4 (72)
Chi^2	43,3	18,9	33,0
p	<0,001	<0,05	<0,001

Potentielle Einflussfaktoren auf das Wissen um das Schütteltrauma wurden in einer binär-logistischen Regressionsanalyse berechnet. Hierbei zeigte sich, dass ein Hochschulabschluss mit einem Chancenverhältnis (*odds ratio*, OR) von 4,61 der stärkste Prädiktor dafür war, bereits vom Schütteltrauma gehört zu haben, jeglicher Schulabschluss mit einem OR von 3,24 ebenfalls. Dies scheint auch mehr zu sein als ein reiner Alterseffekt (da ein Hochschulabschluss in einem höheren Alter erzielt wird als andere Bildungsabschlüsse), da das Alter allein kein Prädiktor für das Wissen um das Schütteltrauma war (OR 0,996). Das weibliche Geschlecht und das Vorhandensein eigener Kinder waren ebenfalls starke Prädiktoren (siehe Tabelle 3.2).

Tabelle 3.2 Binär logistische Regressionsanalyse der Einflussfaktoren auf das Wissen über das Schütteltrauma in der befragten Stichprobe. Dargestellt sind das Chancenverhältnis der jeweiligen Eigenschaft, eher schon vom Schütteltrauma gehört zu haben, sowie die Wald-Statistik und der Signifikanzwerts p. Tabelle in englischer Übersetzung veröffentlicht in (Berthold, Clemens, et al. 2019). Rechte beim Autor

Wissen über das Schütteltrauma	OR (95% KI)	Wald	p
weibliches Geschlecht	2,16 (1,8–2,55)	80,50	<0,001
Alter	0,996 (0,99–1,00)	2,65	>0,05
eigene Kinder <18 J.	2,07 (1,70–2,52)	53,58	<0,01
aktuell noch Schulbesuch	Referenz		
ohne Schulabschluss	1,22 (0,55–2,74)	0,24	>0,05
jeglicher Schulabschluss	3,24 (1,79–5,86)	15,10	<0,01
Hochschulabschluss	4,61 (2,41–8,81)	21,32	<0,01

3.2 Wissen über die Gefahren des Schütteltraumas

Befragte, die angegeben hatten, bereits vom Schütteltrauma gehört zu haben (N=1 503), wurden weiter gefragt, welche Gefahren für das betroffene Kind nach ihrer Ansicht mit dem Schütteltrauma einhergingen. Wie im Methodenteil ausgeführt, konnte für jede der vier potentiellen Folgen „schwere Gehirnverletzungen", „Entwicklungsauffälligkeiten", „Koma" und „Tod" jeweils „ja" oder „nein" angekreuzt werden. Alle Befragten (100 %) stimmten mindestens einer schwerwiegenden Folge zu, jedoch waren nur 90,8 % (n=1 365) der Ansicht, dass ein Schütteltrauma auch tödlich enden könnte. Die definierte „korrekte Antwort", d. h. Zustimmung zu allen vier genannten bedrohlichen Folgen des Schütteltraumas, gaben 83,6 % der Befragten. Hierbei konnte kein signifikanter Unterschied zwischen männlichen und weiblichen Befragten beobachtet werden, lediglich die jüngste Altersgruppe äußerte signifikant seltener zu glauben, dass ein Schütteltrauma mit schwerwiegenden Folgen einhergehen könne, als alle anderen Altersgruppen. Sowohl kein Schulabschluss als auch ein Hochschulabschluss waren mit einem niedrigeren Wissen um die potentiellen Risiken des Schütteltraumas assoziiert. Schülerinnen und Schüler (n=17) zeigten ein besonders niedriges

Wissen: nicht einmal die Hälfte von ihnen (47,1 %) gab auf die Frage nach den Gefahren des Schüttelns die richtige Antwort. Details siehe Tabelle 3.3.

Tabelle 3.3 Antworten auf die Frage "Was denken Sie, können Folgen eines Schütteltraumas (Shaken Baby Syndrom) sein?" Darstellung des Anteils der Befragten, welche die entsprechenden Antwortmöglichkeiten mit "ja" beantwortet haben nach Kindern, Geschlecht, Altersgruppen und Bildungsabschluss, absolute Zahlen in Klammern. SGV = schwere Gehirnverletzungen; EA = Entwicklungsauffälligkeiten; „richtige Antwort" = alle vier wurden mit „ja" beantwortet. Übersetzung und Nachdruck mit Genehmigung von Springer Nature Customer Service Centre GmbH: Springer Nature, European Journal of Pediatrics, Berthold, O., Witt, A., Clemens, V., Brähler, E., Plener, P. L., & Fegert, J. M. Do we get the message through? Difficulties in the prevention of abusive head trauma. Copyright 2018 (Berthold, Witt, et al. 2019)

	SGV	EA	Koma	Tod	alle 4
gesamt (N=1 503)	97,5 (1 465)	91,5 (1 375)	91,2 (1 371)	90,8 (1 365)	83,6 (1 257)
eigene Kinder <18 J.					
ja	97,5 (1 026)	92,2 (970)	91,8 (966)	92,2 (970)	85,2 (896)
nein	97,3 (436)	89,7 (402)	89,7 (402)	87,5 (392)	79,9 (358)
Chi^2	1,07	3,27	2,88	9,48	6,34
p	n.s.	n.s.	n.s.	<0,01	<0,05
Geschlecht					
männlich	97,6 (539)	90,7 (501)	92,5 (511)	90,7 (501)	84,1 (464)
weiblich	97,3 (926)	91,9 (874)	90,4 (860)	90,8 (864)	83,4 (793)
Chi^2	1.62	0.77	2.17	0.11	0,12
p	n.s.	n.s.	n.s.	n.s.	n.s.
Altersgruppen					
<25 Jahre	95,3 (102)	90,6 (97)	84,1 (90)	82,2 (88)	72,9 (78)
25–40 Jahre	97,9 (377)	92,9 (358)	91,6 (353)	90,1 (347)	83,9 (323)
41–55 Jahre	99,0 (421)	93,8 (399)	93,1 (396)	93,8 (399)	88,7 (377)
>55 Jahre	96,4 (565)	88,9 (521)	90,7 (532)	90,6 (531)	81,7 (479)
Chi^2	14.02	14.59	15.85	24.53	18,55
p	<0,05	<0,05	<0,05	<0,001	<0,001

(Fortsetzung)

Tabelle 3.3 (Fortsetzung)

	SGV	EA	Koma	Tod	alle 4
Bildungsabschluss					
akt. Schulbesuch	82,3 (14)	76,4 (13)	64,7 (11)	70,5 (12)	47,1 (8)
ohne Schulabschluss	95,6 (22)	95,6 (22)	95,6 (22)	95,6 (22)	87,0 (20)
jegl. Schulabschluss	98,0 (1 287)	92,4 (1 214)	91,7 (1 205)	91,4 (1 201)	85,0 (1 116)
Hochschulabschluss	94,6 (142)	84,0 (126)	88,6 (133)	86,6 (130)	75,3 (113)
Chi^2	28.17	19.20	19.45	20.06	26,13
p	<0,01	<0,01	<0,01	<0,01	<0,001

3.3 Informationsquellen zum Schütteltrauma und bevorzugter Zeitpunkt der Information

Die große Mehrheit der Befragten, die bereits vom Schütteltrauma gehört hatten, gaben an, aus den Medien davon erfahren zu haben. Signifikant häufiger als alle anderen Subgruppen waren Befragte mit eigenen Kindern und diejenigen in der Altersgruppe der 25–40jährigen von Angehörigen der Gesundheitsberufe über das Schütteltrauma informiert worden. Gleichwohl war das selbst in diesen beiden Gruppen nur jeweils ca. ein Drittel der Befragten. In der Altersgruppe der jungen Menschen unter 25 Jahren spielten die Gesundheitsberufe eine signifikant geringere Rolle, verglichen mit anderen Altersgruppen. In dieser Gruppe waren Freunde und Kollegen als Informationsquelle wesentlich wichtiger (Details in Tabelle 3.4).

Die Befragten, die bereits vom Schütteltrauma gehört hatten (n=1 503), wurden darüber hinaus gefragt, welchen Zeitpunkt sie für die Information zum Thema am günstigsten fänden (Mehrfachantworten möglich). 85,0 % (n=1 277) fanden eine Information vor der Geburt sinnvoll, 79,8 % (n=1 200) in der Entbindungsklinik und nur 62 % (n=927) erst nach Entlassung.

Tabelle 3.4 Antworten auf die Frage "Wenn ja: Wie haben Sie davon erfahren?", Darstellung des Anteils der Befragten, welche die entsprechenden Antwortmöglichkeiten mit "ja" beantwortet haben, stratifiziert nach Kindern, Geschlecht, Altersgruppen und Bildungsabschluss, absolute Zahlen in Klammern

	alle Gesundheitsberufe	Medien	Freunde/ Kollegen	Andere
gesamt	26,3 (396)	83,8 (126)	27,0 (406)	5,9 (88)
Geschlecht				
weiblich	29,5 (281)	83,8 (797)	26,5 (252)	6,4 (61)
männlich	20,8 (115)	83,9 (463)	27,9 (154)	4,9 (27)
Chi^2	13,7	0,0	0,3	1,5
p	<0,001	n.s.	n.s.	n.s.
eigene Kinder <18 J.				
ja	30,6 (322)	84,3 (887)	26,7 (281)	5,2 (55)
nein	16,5 (74)	82,8 (371)	27,5 (123)	7,4 (33)
Chi^2	32,1	1,2	0,9	2,8
p	<0.001	n.s.	n.s.	n.s.
Altersgruppen				
<25 J.	23,4 (25)	74,8 (80)	33,6 (36)	14,0 (15)
25–40 J.	34,0 (131)	82,1 (316)	30,9 (119)	5,7 (22)
41–55 J.	29,6 (126)	86,1 (366)	27,5 (117)	4,9 (21)
>55 J.	19,5 (114)	85,0 (498)	22,9 (134)	5,1 (30)
Chi^2	28,9	9,6	10,5	14,2
p	<0,001	<0,05	<0,05	<0,01

3.4 Kernbotschaft der Prävention

Wie in der Einleitung ausgeführt (vgl. Abschnitt 1.2.1.1) ist ein gemeinsames Merkmal von allen Präventionsprogrammen der Hinweis darauf, dass Eltern in besonders belastenden Momenten den Säugling kurz an einem sicheren Ort ablegen und den Raum verlassen sollten, um sich zu sammeln. Das Wissen um diese „Notbremse" wurde in der vorliegenden Befragung als Indikator verwendet, ob die Kernbotschaften der Präventionsprogramme bei der Zielgruppe angekommen waren.

Über die Hälfte der Befragten, die vom Schütteltrauma schon gehört hatten (n=1 503) gab an, es sei nicht in Ordnung, ein weinendes Baby allein zu lassen, auch nicht für eine kurze Zeit (53,0 %, n=797). Hier bestand keinerlei Unterschied zu denjenigen, die noch nie vom Schütteltrauma gehört hatten (n=1 015, hiervon 52,8 %, n=536). Ein ähnliches Bild ergibt sich für diejenigen, die mit der Antwort „bis zu 5 Minuten" oder den Antworten mit längeren Zeiträumen einverstanden waren (siehe Tabelle 3.5).

Ein signifikanter Unterschied in den Antworten zeigte sich lediglich in Bezug auf das Geschlecht. Doch während weibliche Befragte durchweg ein höheres Wissen in Bezug auf das Schütteltrauma aufweisen (vgl. Tabelle 3.2), akzeptieren sie es wesentlich seltener, einen weinenden Säugling wenigstens für eine kurze Zeit allein zu lassen. So gaben 56,8 % der weiblichen Befragten (n=536) an, dass es nicht in Ordnung sei, ein weinendes Baby überhaupt allein zu lassen. Etwas weniger (47,8 %) der männlichen Befragten gaben diese Antwort (n=562). Männliche Befragte gaben zu 36,8 % (n=201), und damit etwas häufiger als weibliche Befragte mit 34,4 % (n=325) die „korrekte", bzw. in den Aufklärungskampagnen so vermittelte Antwort, dass es in Ordnung sei, ein weinendes Baby bis zu 5 Minuten allein zu lassen. Mehr männliche Befragte waren aber auch bereit, ein weinendes Baby länger allein zu lassen (15,4 %, n=84) als weibliche Befragte (8,8 %, n=83). Auch im Extrem waren männliche Befragte deutlich stärker vertreten (Antwort „über 15 Minuten": 2,6 % der männlichen Befragten (n=29), 0,9 % der weiblichen Befragten (n=12)), so dass hier ein allgemeiner Trend abgeleitet werden kann, dass Männer es eher in Ordnung finden, ein weinendes Baby allein zu lassen als Frauen, ohne dass daraus auf ein größeres Wissen über die Prävention des misshandlungsbedingten Kopftraumas geschlossen werden könnte. Die anderen Einflussfaktoren, die teilweise einen großen Einfluss auf das Wissen über das Schütteltrauma hatten (vgl. Tabelle 3.2), zeigten keinen Einfluss auf die Bereitschaft, ein weinendes Baby allein zu lassen. Dies wird unterstützt durch den Befund, dass auch keine der genannten Informationsquellen, also medizinisches Fachpersonal, Freunde und Kollegen sowie Medien in einer Gruppe (nie, bis zu 5 Minuten, länger als 5 Minuten) besonders stark vertreten war (siehe Tabelle 3.6).

Tabelle 3.5 Antworten auf die Frage „Für wie lange ist es in Ordnung, ein weinendes Baby alleine zu lassen?" Darstellung des Anteils der Befragten, welche die entsprechenden Antwortmöglichkeiten gewählt haben, stratifiziert nach Kindern, Geschlecht, Altersgruppen und Bildungsabschluss, absolute Zahlen in Klammern. Gruppierte Antworten in "nie", "bis zu 5 Minuten" und "länger als 5 Minuten". Übersetzung und Nachdruck mit Genehmigung von Springer Nature Customer Service Centre GmbH: Springer Nature, European Journal of Pediatrics, Berthold, O., Witt, A., Clemens, V., Brähler, E., Plener, P. L., & Fegert, J. M. Do we get the message through? Difficulties in the prevention of abusive head trauma. Copyright 2018 (Berthold, Witt, et al. 2019)

	Nie	Bis zu 5 min.	Länger als 5 min.
Bereits vom SBS gehört			
ja (n=1 503)	53,0 (797)	35,0 (526)	11,1 (167)
nein (n=1 015)	52,8 (536)	32,2 (327)	13,2 (134)
Chi^2	4,999		
p	n.s.		
eigene Kinder <18 J.			
ja	53,8 (562)	35,0 (365)	11,2 (117)
nein	52,4 (232)	36,3 (161)	11,3 (50)
Chi^2	0,294		
p	n.s.		
Geschlecht			
männlich	47,8 (261)	36,8 (201)	15,4 (84)
weiblich	56,8 (536)	34,4 (325)	8,8 (83)
Chi^2	19,182		
p	<0,001		
Altersgruppen			
<25 Jahre	50,0 (53)	39,6 (42)	10,4 (11)
25–40 Jahre	54,9 (209)	36,0 (137)	9,2 (35)
41–55 Jahre	51,4 (218)	36,3 (154)	12,3 (52)
>55 Jahre	54,7 (317)	33,3 (193)	11,9 (69)
Chi^2	4,391		
p	n.s.		
Bildungsabschluss			
aktuell noch Schulbesuch	41,1 (7)	58,8 (10)	0,0 (0)

(Fortsetzung)

Tabelle 3.5 (Fortsetzung)

	Nie	Bis zu 5 min.	Länger als 5 min.
ohne Schulabschluss	52,2 (12)	26,1 (6)	21,7 (5)
jeglicher Schulabschluss	53,2 (690)	35,3 (458)	11,5 (149)
Hochschulabschluss	58,5 (85)	32,7 (48)	8,8 (13)
Chi^2	9,695		
p	n.s.		

Tabelle 3.6 Anteilige Darstellung der Informationsquellen zum Schütteltraumader Befragten innerhalb der Gruppen, die bereit waren, ein weinendes Baby für einen bestimmten Zeitraum allein zu lassen, absolute Zahlen in Klammern. Übersetzung und Nachdruck mit Genehmigung von Springer Nature Customer Service Centre GmbH: Springer Nature, European Journal of Pediatrics, Berthold, O., Witt, A., Clemens, V., Brähler, E., Plener, P. L., & Fegert, J. M. Do we get the message through? Difficulties in the prevention of abusive head trauma. Copyright 2018 (Berthold, Witt, et al. 2019)

	alle Gesundheitsberufe (n=392)	Medien (n=1 252)	Freunde/Kollegen (n=403)
nie	26,0 (207)	83,7 (667)	25,7 (205)
bis zu 5 min.	26,8 (667)	84,8 (446)	28,1 (148)
länger als 5 min.	26,3 (205)	83,2 (139)	29,9 (50)
Chi^2	0,114	0,375	1,735
p	n.s.	n.s.	n.s.

3.5 Haltung zu Erziehungsmethoden und eigene belastende Kindheitserfahrungen

3.5.1 Angemessene und schädliche Methoden der Säuglingserziehung

Die Aussage „Das Baby ausschimpfen" hielten 5,1 % der Befragten (n=128) für „angemessene Erziehung". „Dem Baby Essen abnehmen oder verweigern" noch 4,7 % (n=116). „Das Baby schütteln" wurde nur von 1,2 % (n=31) als angemessene Erziehung angesehen. Auffällig war hier allerdings, dass das Schütteln häufiger als angemessen benannt wurde als „Das Baby anbrüllen oder anschreien" mit 0,8 % (n=20) oder „Das Baby schlagen oder ohrfeigen" mit 0,2 % (n=5). Für

Tabelle 3.7 Erziehungsmethoden, die in Bezug auf ein weinendes Baby als angemessen oder schädlich betrachtet werden. Anteile der Befragten, welche eine bestimmte Reaktion auf ein weinendes Baby als „angemessen" oder „schädlich" eingeschätzt haben, aufgeteilt nach Geschlechtern. Absolute Zahlen in Klammern. N=2 531

	„angemessene Erziehung"			„Schädlich in der Erziehung"			„keine Angabe"		
	gesamt	weiblich	männlich	gesamt	weiblich	männlich	gesamt	weiblich	männlich
Das Baby in einem Schaukelstuhl schaukeln	88,4 (2 238)	87,4 (1 225)	89,6 (1 013)	10,6 (268)	11,6 (162)	9,4 (106)	1,0 (25)	1,0 (14)	1,0 (11)
Das Baby anbrüllen oder anschreien	0,8 (20)	0,7 (10)	0,9 (10)	98,0 (2 481)	98,4 (1 378)	97,6 (1 103)	1,2 (30)	0,9 (13)	1,5 (17)
Das Baby mit einem Spielzeug oder etwas zu Essen ablenken	90,0 (2 278)	90,4 (1 267)	89,5 (1 011)	9,1 (231)	8,8 (123)	4,3 (108)	0,9 (22)	0,8 (11)	1,0 (11)
Mit dem Baby im Arm umhergehen	95,8 (2 424)	96,9 (1 357)	94,4 (1 067)	3,4 (87)	2,6 (37)	4,4 (50)	0,8 (20)	0,5 (7)	1,2 (13)
Dem Baby Essen abnehmen oder verweigern	4,6 (116)	3,6 (51)	5,8 (65)	93,7 (2 371)	95,0 (1 331)	92,0 (1 040)	1,7 (44)	1,4 (19)	2,2 (25)
Das Baby schütteln	1,2 (31)	0,9 (13)	1,6 (18)	97,0 (2 455)	97,9 (1 372)	95,8 (1 083)	1,8 (45)	1,1 (16)	2,6 (29)

(Fortsetzung)

Tabelle 3.7 (Fortsetzung)

	„angemessene Erziehung"			„Schädlich in der Erziehung"			„keine Angabe"		
	gesamt	weiblich	männlich	gesamt	weiblich	männlich	gesamt	weiblich	männlich
Mit dem Baby sprechen	95,1 (2 407)	96,0 (1 345)	94,0 (1 062)	4,0 (100)	3,2 (45)	4,9 (55)	0,9 (24)	0,8 (11)	1,2 (13)
Das Baby ausschimpfen	5,1 (128)	4,5 (63)	5,8 (65)	93,6 (2 369)	94,6 (1 325)	92,4 (1 044)	1,3 (34)	0,9 (13)	1,9 (21)
Das Baby halten	90,1 (2 281)	91,6 (1 283)	88,3 (998)	8,5 (215)	7,4 (103)	9,9 (112)	1,4 (35)	1,1 (15)	1,8 (20)
Das Baby schlagen oder ohrfeigen	0,2 (5)	0,4 (5)	0 (0)	98,3 (2 488)	98,7 (1 383)	97,8 (1 105)	1,5 (38)	0,9 (13)	2,2 (25)
Das Baby füttern	86,3 (2 185)	86,7 (1 214)	85,9 (971)	11,9 (302)	12,1 (170)	11,7 (132)	1,7 (44)	1,2 (17)	2,4 (27)

die vorliegende Fragestellung wurden lediglich die als potentiell schädlich erachteten Erziehungsmethoden ausgewertet (Begründung im Methodenteil, Abschnitt 2.1.1). Zu den Unterschieden zwischen männlichen und weiblichen Befragten vgl. Tabelle 3.7.

3.5.2   Belastende Kindheitserfahrungen der Befragten

Die Auswertung des Adverse Childhood Experiences (ACE) Questionnaire ergab, dass die Befragten im Mittel 1,03 (0–10, SD 1,697) belastende Kindheitserlebnisse (ACEs) angegeben hatten (weibliche Befragte 1,08, männliche Befragte 0,97). Für die differenzierte Auswertung nach den einzelnen Formen belastender Kindheitserlebnisse siehe Tabelle 3.8.

Tabelle 3.8 Belastende Kindheitserfahrungen der Befragten, Anteil der Befragten, welche angaben, bestimmte belastende Kindheitserfahrungen gemacht zu haben, stratifiziert nach Geschlechtern. Absolute Zahlen in Klammern, N=2 531

	gesamt	männlich	weiblich
emotionale Misshandlung	12,5 (316)	12,5 (141)	12,5 (175)
körperliche Misshandlung	9,1 (230)	9,4 (106)	8,9 (124)
sexueller Missbrauch	4,3 (109)	2,0 (23)	6,1 (86)
emotionale Vernachlässigung	13,4 (338)	11,8 (133)	14,6 (205)
körperliche Vernachlässigung	4,3 (109)	4,2 (48)	4,4 (61)
Gewalt gegen die Mutter	9,8 (248)	11,5 (130)	8,5 (118)
Substanzmissbrauch eines Elternteils	16,6 (421)	13,5 (152)	19,2 (269)
psychische Erkrankung eines Elternteils	10,5 (267)	9,6 (108)	11,3 (159)
Verlust eines Elternteils	19,3 (488)	18,5 (209)	19,9 (279)
Inhaftierung eines Elternteils	3,5 (88)	4,0 (45)	3,1 (43)

3.5.3   Einfluss belastender Kindheitserfahrungen auf die Haltung zu Erziehungsmethoden

Alle fünf als potentiell schädlich identifizierten Erziehungsmethoden wurden signifikant häufiger als „angemessene Erziehung" bezeichnet, wenn die Befragten belastende Kindheitserlebnisse angegeben hatten. Für eine detaillierte Aufstellung vgl. Tabelle 3.9.

Tabelle 3.9 Binär logistische Regressionsanalyse der Formen belastender Kindheitserfahrungen, welche einen signifikanten Zusammenhang mit der Zustimmung zu potentiell schädlichen Erziehungsmethoden der Befragten zeigten. Dargestellt als Risikoschätzer (95 % Konfidenzintervall), Signifikanzwert p nur, wenn <0,05 (* p<0,05; ** p<0,01; *** p<0,001)

	anschreien	Essen verweigern	schütteln	schimpfen	schlagen
emotionale Misshandlung	OR=1,2 (0,7–2,3)	OR=2,0 (1,6–2,6)***	OR=2,1 (1,4–3,2)***	OR=1,9 (1,5–2,3)***	OR=1,1 (1,1–1,2)
körperliche Misshandlung	OR=1,1 (0,5–2,3)	OR=2,2 (1,7–2,9)***	OR=2,0 (1,2–3,2)**	OR=1,9 (1,5–2,5)***	OR=1,1 (1,1–1,1)
sexueller Missbrauch	OR=1,1 (1,1–1,1)	OR=1,6 (0,96–2,6)	OR=1,5 (0,6–3,8)	OR=0,9 (0,4–1,6)	OR=1,1 (1,1–1,1)
emotionale Vernachlässigung	OR=1,6 (0,9–2,8)	OR=1,2 (0,9–1,6)	OR=1,9 (1,7–3,0)**	OR=1,5 (1,2–1,8)**	OR=1,1 (1,1–1,2)
körperliche Vernachlässigung	OR=2,5 (1,2–5,2)*	OR=1,2 (0,8–1,9)	OR=3,6 (2,1–6,1)***	OR=1,6 (1,1–2,3)*	OR=5,7 (1,9–17,1)***
Gewalt gegen die Mutter	OR=0,5 (0,2–1,3)	OR=2,1 (1,7–2,8)***	OR=4,0 (2,7–5,9)***	OR=2,1 (1,7–2,7)***	OR=1,1 (1,1–1,1)
Substanzmissbrauch eines Elternteils	OR=1,3 (0,7–2,2)	OR=1,1 (0,9–1,4)	OR=2,1 (1,4–3,1)***	OR=1,2 (0,98–1,5)	OR=1,3 (0,4–3,8)
psychische Erkrankung eines Elternteils	OR=2,1 (1,2–3,7)**	OR=1,3 (0,98–1,7)	OR=2,0 (1,3–3,2)**	OR=1,8 (1,5–2,3)***	OR=1,1 (1,1–1,1)
Verlust eines Elternteils	OR=1,8 (1,1–2,9)*	OR=1,0 (0,8–1,3)	OR=1,2 (0,8–1,9)	OR=2,1 (1,7–2,5)***	OR=1,0 (0,4–3,1)
Inhaftierung eines Elternteils	OR=3,1 (1,5–6,5)**	OR=1,6 (1,0–2,4)*	OR=3,0 (1,7–5,6)***	OR=1,4 (0,9–2,1)	OR=1,0 (1,0–1,0)

3.5.3.1 Genderspezifische Aspekte

Im Zusammenhang zwischen belastenden Kindheitserfahrungen und potentiell schädlichen Erziehungsmethoden zeigten sich deutliche Unterschiede zwischen männlichen und weiblichen Befragten. Weibliche Befragte, die eigene Erfahrungen mit körperlicher oder emotionaler Misshandlung, emotionaler Vernachlässigung, psychischer Erkrankung eines Elternteils, Verlust eines Elternteils oder Miterleben von Gewalt gegen die eigene Mutter angegeben hatten, hielten es signifikant häufiger für angemessen, ein Baby „auszuschimpfen", als Frauen ohne eigene belastende Kindheitserfahrungen. Hier erreichte das Chancenverhältnis den höchsten Wert von 2,72 (95 % KI 1,15–4,48) bei Frauen, welche körperliche Misshandlungen in ihrer eigenen Kindheit angegeben hatten.

Bei Männern zeigten sich eigene belastende Kindheitserfahrungen dagegen in einer eher positiven Einstellung zum Schütteln: Wenn eigene Erfahrungen körperlicher Vernachlässigung angegeben wurden, war die Chance um das 5,05-fache erhöht (95 % KI 1,41–18,1), Schütteln als angemessene Erziehungsmethode zu bezeichnen (vgl. hierzu Tabelle 3.11). Ähnliche Effekte konnten für eigene Kindheitserfahrungen von Miterleben von Gewalt gegen die eigene Mutter, psychischer Erkrankung oder Inhaftierung eines Elternteils gemessen werden. Details siehe Tabelle 3.12.

3.6   Hypothesentestung

3.6.1   Hypothese 1

Da überprüft werden sollte, ob das Wissen um das misshandlungsbedingte Kopftrauma bei Männern, jungen Menschen und Menschen mit niedrigerem Bildungsabschluss tatsächlich geringer ausgeprägt ist (Alternativhypothese), wurden folgende Nullhypothesen getestet:

1. Mindestens gleich viele Männer (m) wie Frauen (w) haben schon einmal vom misshandlungsbedingten Kopftrauma gehört ($H_0 : \mu_m \geq \mu_w$).
2. Mindestens gleich viele jüngere Menschen (j) wie ältere Menschen (ä) haben schon einmal vom misshandlungsbedingten Kopftrauma gehört ($H_0 : \mu_j \geq \mu_ä$). (Für die Hypothesentestung wurden folgende Altersgruppen definiert, zur Begründung der Altersgrenzen sei auf Abschnitt 2.5 verwiesen: Menschen <25 Jahren, 25–40 Jahren, 41–55 Jahren, >55 Jahren).
3. Mindestens gleich viele Menschen mit niedrigem Bildungsabschluss (nB) wie Menschen mit höherem Bildungsabschluss (hB) haben schon einmal vom misshandlungsbedingten Kopftrauma gehört ($H_0 : \mu_{nB} \geq \mu_{hB}$).

Hierfür wurde ein Chi-Quadrat-Test nach Pearson durchgeführt. Wie Tabelle 3.10 entnommen werden kann, haben signifikant weniger Männer als Frauen ($\chi^2 = 92,6$, p<0,001, n=2 518), Menschen <25 Jahren als Menschen höherer Altersgruppen ($\chi^2 = 71,5$, p<0,001, n=2 518) und Menschen ohne Schulabschluss als Menschen mit jeglichem Schulabschluss ($\chi^2 = 41,5$, p<0,001, n=2 510) vom misshandlungsbedingten Kopftrauma gehört. Da eine einseitige Testung durchgeführt wurde, sind die Signifikanzwerte (p) entsprechend angepasst worden. Die Nullhypothesen werden daher verworfen.

Tabelle 3.10 Kontingenzanalyse der Variablen Geschlecht, Altersgruppe und Bildungsabschluss auf das Wissen über das misshandlungsbedingten Kopftrauma in der befragten Stichprobe. Dargestellt sind absolute Zahlen, Chi-Quadrat sowie Signifikanzwert p. * jeglicher Abschluss einer allgemeinbildenden Schule

	Haben Sie schon einmal vom Schütteltrauma (Shaken Baby Syndrom) gehört?		χ^2 nach Pearson, Signifikanz
	ja	nein	
männlich	552	570	χ^2=92,6, p<0,001
weiblich	951	445	
<25 Jahre	107	182	χ^2=71,5, p<0,001
26–40 Jahre	385	217	
41–55 Jahre	425	242	
>56 Jahre	586	374	
aktuell Schulbesuch	17	48	χ^2=41,5, p<0,001
ohne Schulabschluss	23	33	
jegl. Schulabschluss *	1307	850	
Hochschulabschluss	150	82	

3.6.2 Hypothese 2

Da überprüft werden sollte, ob die Zustimmung zu potentiell schädlichen Erziehungsmethoden bei eigenen Erfahrungen belastender Kindheitserlebnisse (ACE) tatsächlich höher ist (Alternativhypothese), wurde folgende Nullhypothese getestet: Menschen ohne belastende Kindheitserfahrungen stimmen mindestens gleich häufig dem Einsatz potentiell schädlicher Erziehungsmethoden zu ($H_0: \mu \geq \mu_{ACE}$).

Hierfür wurden die Antworten der Befragten auf den *Childhood Trauma Questionnaire* ausgewertet und in die folgenden Kategorien belastender Kindheitserlebnisse gruppiert:

- emotionale Misshandlung
- körperliche Misshandlung
- sexueller Missbrauch
- emotionale Vernachlässigung
- körperliche Vernachlässigung
- Verlust eines Elternteils
- Gewalt gegen die Mutter
- Substanzmissbrauch eines Elternteils
- psychische Erkrankung eines Elternteils
- Inhaftierung eines Elternteils.

Die Zustimmung zu potentiell schädlichen Erziehungsmethoden wurde als gegeben gewertet, wenn die Antwort „angemessen" auf die Frage „Für den Rest dieses Fragebogens, bitten wir Sie, Ihre Einschätzung abzugeben welche Handlungen angemessen in der Erziehung sind, oder ob Sie denken, dass diese Handlungen einem Baby schaden." gegeben worden war. Vgl. hierzu auch Abschnitt 2.1.1 im Methodenteil.

Die differenzierten Ergebnisse der Kontingenzanalyse können Tabelle 3.11 und Tabelle 3.12 entnommen werden. Geschlechterabhängig zeigten mit Ausnahme des sexuellen Missbrauchs und des Substanzmissbrauchs eines Elternteils alle untersuchten ACEs teils hohe Korrelationen mit der Zustimmung zu potentiell schädlichen Erziehungsmethoden. Die Nullhypothese wird daher verworfen.

Tabelle 3.11 Binär logistische Regressionsanalyse zur Darstellung des Zusammenhanges eigener Misshandlungserfahrungen mit der Zustimmung zu potentiell schädlichen Erziehungsmethoden der Befragten. Dargestellt sind Prozentangaben bezogen auf die Gruppe, die angab, die entsprechende Erfahrung gemacht zu haben (vgl. Tabelle 3.8) (absolute Zahlen in Klammern), sowie Risikoschätzer (95 % KI) und Signifikanzwert p. N=2 531. EM=emotionale Misshandlung, KM=körperliche Misshandlung, SM=sexueller Missbrauch, EV=emotionale Vernachlässigung, KV=körperliche Vernachlässigung. * p<0,05; ** p<0,01; *** p<0,001

	anschreien		Essen vorenthalten		Schütteln		"ausschimpfen"		schlagen / ohrfeigen	
	weibl.	männl.	weibl.	männl.	weibl.	männl.	weibl.	männl.	weibl.	männl.
EM										
ja	1,1 (2)	0,7 (1)	7,6 (13)	8,9 (12)	1,2 (2)	3,8 (5)	8,6 (15)	8,0 (11)	0	0
nein	0,7 (8)	0,9 (9)	3,2 (38)	5,5 (53)	0,9 (11)	1,3 (13)	4,0 (48)	5,6 (54)	0,4 (5)	0
OR	1,74 (0,37–8,27)	0,78 (0,14–8,67)	2,51 (1,31–4,81) **	1,68 (0,88–3,24)	1,28 (0,28–5,81)	2,87 (1,01–8,17)	2,28 (1,25–4,16) *	1,48 (0,75–2,91)	1,01 (1,00–1,01)	
KM										
ja	0,8 (1)	1,0 (1)	7,4 (9)	10,9 (11)	0,8 (1)	4,0 (4)	8,9 (11)	8,7 (9)	0	0
nein	0,7 (9)	0,9 (9)	3,4 (42)	5,3 (53)	1,0 (1,2)	1,4 (14)	4,1 (52)	5,6 (56)	0,4 (5)	0
OR	1,14 (0,14–9,03)	1,09 (0,14–8,67)	2,31 (1,10–4,88) *	2,19 (1,10–4,33) *	0,86 (0,11–6,69)	2,96 (0,96–9,18)	2,72 (1,15–4,48) *	1,62 (0,78–3,38)	1,01 (1,00–1,01)	
SM										
ja	0	0	4,9 (4)	14,3 (3)	1,2 (1)	4,8 (1)	6,0 (5)	0	0	0
nein	0,8 (10)	0,9 (10)	3,6 (46)	5,7 (62)	0,9 (12)	1,6 (17)	4,5 (58)	6,0 (65)	0,4 (5)	0
OR	1,01 (1,00–1,01)	1,01 (1,00–1,02)	1,41 (0,49–4,00)	2,75 (0,79–9,57)	1,30 (0,17–10,12)	3,12 (0,40–24,62)	1,37 (0,53–3,50)	1,06 (1,05–1,08)	1,00 (1,00–1,01)	

(Fortsetzung)

Tabelle 3.11 (Fortsetzung)

		anschreien		Essen vorenthalten		Schütteln		"ausschimpfen"		schlagen / ohrfeigen	
		weibl.	männl.	weibl.	männl.	weibl.	männl.	weibl.	männl.	weibl.	männl.
EV											
ja		1,0 (2)	1,5 (2)	4,5 (9)	7,2 (9)	1,5 (3)	3,2 (4)	7,4 (15)	6,3 (8)	0	0
nein		0,7 (8)	0,8 (8)	3,6 (42)	5,8 (56)	0,9 (10)	1,4 (12)	4,1 (48)	5,7 (56)	0,3 (4)	0
OR		1,45 (0,31–6,89)	1,89 (0,40–9,00)	1,25 (0,60–2,62)	1,27 (0,61–2,64)	1,77 (0,48–6,47)	2,23 (0,72–6,90)	1,86 (1,02–3,40) *	0,09 (0,51–2,35)	1,01 (1,00–1,01)	
KV											
ja		1,7 (1)	2,1 (1)	5,1 (3)	6,8 (3)	1,8 (1)	6,8 (3)	8,5 (5)	6,5 (3)	1,7 (1)	0
nein		0,7 (9)	0,8 (9)	3,7 (48)	5,9 (62)	0,9 (12)	1,4 (15)	4,4 (58)	5,8 (61)	0,3 (4)	0
OR		2,47 (0,31–19,81)	2,54 (0,32–20,44)	1,41 (0,43–4,78)	1,17 (0,3–3,90)	1,95 (0,25–15,23)	5,05 (1,41–18,13) *	2,02 (0,77–5,23)	1,14 (0,34–3,77)	5,68 (0,66–51,59)	

Tabelle 3.12 Binär logistische Regressionsanalyse: Darstellung des Zusammenhanges belastender Kindheitserfahrungen mit der Zustimmung zu potentiell schädlichen Erziehungsmethoden der Befragten. Dargestellt sind Prozentangaben bezogen auf die Gruppe, die angab, die entsprechende Erfahrung gemacht zu haben (vgl. Tabelle 3.8) (absolute Zahlen in Klammern), sowie Risikoschätzer (95 % KI) und Signifikanzwert p. N=2 531. EM=emotionale Misshandlung, KM=körperliche Misshandlung, SM=sexueller Missbrauch, EV=emotionale Vernachlässigung, KV=körperliche Vernachlässigung. * p<0,05; ** p<0,01; *** p<0,001

	anschreien		Essen vorenthalten		Schütteln		"ausschimpfen"		schlagen / ohrfeigen	
	weibl.	männl.	weibl.	männl.	weibl.	männl.	weibl.	männl.	weibl.	männl.
VE										
ja	1,1 (3)	1,5 (3)	3,7 (10)	6,5 (13)	0,4 (1)	3,0 (6)	8,7 (24)	8,3 (17)	0,4 (1)	0
nein	0,6 (7)	0,8 (7)	3,7 (41)	5,8 (52)	1,1 (12)	1,3 (12)	3,5 (39)	5,3 (48)	0,4 (4)	0
OR	1,73 (0,44–6,72)	1,91 (0,49–7,46)	0,99 (0,49–1,99)	1,13 (0,60–2,11)	0,34 (0,04–2,60)	2,25 (0,83–6,07)	2,62 (1,55–1,52) **	1,61 (0,91–2,87)	1,00 (0,11–9,01)	
GM										
ja	0	0,8 (1)	5,3 (6)	12,2 (15)	1,7 (2)	5,7 (7)	9,5 (11)	9,6 (12)	0	0
nein	0,8 (10)	0,9 (9)	3,6 (54)	5,1 (50)	0,9 (11)	1,1 (11)	4,1 (52)	5,4 (53)	0,4 (5)	0
OR	1,01 (1,00–1,01)	0,87 (0,11–6,89)	1,50 (0,63–3,60)	2,56 (1,40–4,75) *	1,99 (0,44–9,10)	5,33 (2,03–14,03) **	2,44 (1,24–4,82) *	1,86 (0,96–3,58)	1,01 (1,00–1,01)	
SE										
ja	0,7 (2)	1,3 (2)	3,0 (8)	9,0 (13)	1,5 (4)	3,4 (5)	5,6 (15)	6,8 (10)	0,4 (1)	0
nein	0,7 (8)	0,8 (8)	3,9 (43)	5,4 (52)	0,8 (9)	1,4 (13)	4,3 (48)	5,7 (554)	0,4 (4)	0
OR	1,05 (0,22–4,96)	1,62 (0,34–7,72)	0,78 (0,36–1,67)	1,72 (0,91–3,24)	1,89 (0,58–6,18)	2,59 (0,91–7,36)	1,33 (0,73–2,41)	1,20 (0,60–2,41)	1,05 (0,12–9,46)	

(Fortsetzung)

Tabelle 3.12 (Fortsetzung)

	anschreien		Essen vorenthalten		Schütteln		"ausschimpfen"		schlagen / ohrfeigen	
	weibl.	männl.	weibl.	männl.	weibl.	männl.	weibl.	männl.	weibl.	männl.
PE										
ja	1,9 (3)	0,9 (1)	5,7 (9)	5,6 (6)	0,6 (1)	4,7 (5)	8,9 (14)	7,5 (8)	0	0
nein	0,6 (7)	0,9 (9)	3,5 (42)	5,7 (56)	1,0 (12)	1,3 (13)	4,9 (49)	5,5 (55)	0,3 (4)	0
OR	3,41 (0,87–13,32)	1,04 (0,13–8,26)	1,70 (0,81–3,57)	0,99 (0,42–2,36)	0,65 (0,08–5,03)	3,71 (1,30–10,62) **	2,35 (1,26–4,36) *	1,38 (0,64–2,98)	1,00 (1,00–1,01)	
IE										
ja	2,3 (1)	2,3 (1)	2,5 (1)	11,4 (5)	0	6,8 (3)	7,1 (3)	6,8 (3)	0	0
nein	0,7 (9)	0,8 (9)	3,7 (50)	5,7 (60)	1,0 (13)	1,4 (15)	4,5 (60)	5,8 (62)	0,4 (5)	0
OR	3,52 (0,44–28,41)	2,73 (0,34–22,00)	0,66 (0,09–4,99)	2,13 (0,81–5,60)	1,01 (1,00–1,01)	5,06 (1,41–18,16) **	1,64 (0,49–5,46)	1,18 (0,35–3,91)	1,00 (1,00–1,01)	

Diskussion 4

In starkem Kontrast zu der unwidersprochenen Bedeutung von Aufklärungspro-grammen zur Primärprävention des misshandlungsbedingten Kopftraumas steht der große Mangel an empirischem Wissen darüber, welche Zielgruppen rele-vant sind, welches Wissen die Zielgruppen mitbringen und wie die verschiedenen Zielgruppen erreicht werden könnten.

In der vorliegenden Arbeit konnte nun erstmals eine empirische Grundlage anhand einer deutschen bevölkerungsrepräsentativen Stichprobe geschaffen wer-den, anhand derer zukünftige Präventionsprogramme zielgruppengerecht geplant und durchgeführt werden können.

Es existieren zahlreiche Programme zur Primärprävention des misshand-lungsbedingten Kopftraumas. Gleichzeitig gibt es keinen Anhalt dafür, dass die Gesamtinzidenz rückläufig sei. Verschiedene Untersuchungen beschreiben eher steigende Inzidenzen (Barr et al. 2018; Boop et al. 2016; Dias et al. 2017).

Die meisten Aufklärungsprogramme, für die publizierte Evaluationen vorlie-gen, sprechen Mütter kurz nach der Entbindung ihrer Kinder an, in der Regel in Geburtsabteilungen von Krankenhäusern (vgl. Tabelle 1.1). Sie beinhalten Infor-mationen über Funktion, Auftreten und Dauer des Schreiens bei Säuglingen, sichere Reaktionsmöglichkeiten und die Gefahren des Schüttelns (Altman et al. 2011; API Kinder- und Jugendstiftung 2018; Barr, Barr, et al. 2009; Barr, Rivara, et al. 2009; Dias et al. 2005; Nationales Zentrum Frühe Hilfen 2017; Zolotor et al. 2015).

Gleichzeitig zeigen Analysen, dass obgleich Mütter die meiste Zeit mit ihren Säuglingen verbringen, sie unter den Verursachern eines misshandlungsbedingten Kopftraumas in der Minderheit sind (Adamsbaum et al. 2010; Feld et al. 2018; Schnitzer u. Ewigman 2005; Scribano et al. 2013; Starling et al. 2004). Prä-ventionsprogramme, die Väter und nicht biologische „Vaterfiguren" systematisch eingeschlossen hatten, waren in Bezug auf eine Senkung der tatsächlichen Inzidenz des misshandlungsbedingten Kopftraumas erfolgreicher als andere (Altman et al. 2011; Barr et al. 2018; Dias et al. 2005).

In der vorliegenden Befragung beantworteten 72,7 % der Mütter zwischen 25 und 40 Jahren die Frage „Haben Sie schon einmal vom Schütteltrauma gehört?" mit „ja" (vgl. Abschnitt 3.1 Wissen um das Schütteltrauma). Dies entspricht ungefähr den Daten von Bechtel et al. und Simonnet et al. aus den USA und Frankreich (74,0 % bzw. 70,7 %) (Bechtel et al. 2011; Simonnet et al. 2014). Dias et al. geben mit 93 % ein deutlich höheres Wissen ihrer Kohorte an (Dias et al. 2005), diskutieren diesen hohen Wert aber selbst mit dem Hinweis, dass im Jahr vor Beginn der Intervention der Prozess um die britische Au Pair Louise Woodward unter massiver Begleitung durch die Medien geendet habe. Woodward wurde schuldig gesprochen, einen ihr anvertrauten Säugling mit tödlicher Folge geschüttelt zu haben. Sie erreichte als die „Boston Nanny" USA-weite Bekanntheit und damit auch das misshandlungsbedingte Kopftrauma selbst (Goldberg Oct 24th, 1997).

4.1   Niedriges Wissen spezifischer Risikogruppen

Die Hypothese, dass Männer weniger über das misshandlungsbedingte Kopftrauma wissen als Frauen, konnte klar bestätigt werden. Nicht nur hatten Männer in allen Kategorien wie Alter, eigene Kinder und Schulabschluss seltener vom Schütteltrauma gehört als Frauen. Auch waren eher männliche Befragte bereit, einen weinenden Säugling länger als 15 min. alleine zu lassen und hielten zu einem höheren Anteil vier von fünf potentiell schädlichen Erziehungsmethoden bei einem Säugling (anschreien, Essen verweigern, schütteln, ausschimpfen) für „angemessen in der Erziehung".

Dieser Befund kann nicht überraschen. Es existiert eine Reihe von Indikatoren, die darauf hindeuten, dass die Versorgung von kleinen Kindern (und folgerichtig auch die Beschäftigung mit der Thematik) auch heute noch mehrheitlich von Müttern übernommen wird. So waren noch 2017 von den Vätern mit Kindern <3 Jahren 91,0 % erwerbstätig und von ihnen 94,0 % in Vollzeit. Mütter von Kindern <3 Jahren waren nur zu 53,1 % erwerbstätig, zwei Drittel von diesen in Teilzeit (Statistisches Bundesamt (Destatis) 2019). Dass Männer sich dadurch offensichtlich seltener für Themen der Kinderbetreuung interessieren bzw. verantwortlich fühlen bedeutet aber auch, dass die Wahrscheinlichkeit gering sein wird, dass sie sich aus eigener Initiative Informationen suchen. Dies betont die Notwendigkeit, auf die Zielgruppe der potentiellen Väter mit spezifischen Informationsangeboten gezielt zuzugehen.

Nimmt man das Alter der Befragten als Bezugsgröße, so war das Wissen in der Gruppe der jüngsten Befragten unter 25 Jahren wesentlich niedriger als in allen anderen Altersgruppen. Gleiches gilt für die Gruppe der Befragten ohne eigene Kinder. Es sei hier daran erinnert, dass ein relevanter Teil der Verursacher des misshandlungsbedingten Kopftraumas als Lebensgefährten junger Mütter und Babysitter im Teenageralter Kontakt zum betroffenen Kind hatte. Sehr junges Alter der Mutter stellt darüber hinaus einen unabhängigen Risikofaktor für körperliche Misshandlungen dar (Brown et al. 1998). Daher sind Teenager und junge Erwachsene eine weitere hochrelevante Zielgruppe für gezielte Präventionsprogramme – und zwar unabhängig von eigener Elternschaft. Dies macht auch das dramatisch niedrige Wissen der Schülerinnen und Schüler um die Gefahren des Schüttelns bedeutsam: hier hatte weniger als die Hälfte die richtige Antwort gegeben. Erneut wird klar, dass die Ansprache von Eltern zur Primärprävention zwar unbedingt notwendig, aber nicht ausreichend ist.

4.2 Kernbotschaften nicht vermittelt

Selbst innerhalb der Gruppe der Befragten mit Kindern gab weniger als ein Drittel der Befragten an, von einem Angehörigen der Gesundheitsberufe über das Schütteltrauma informiert worden zu sein. Dies ist insbesondere in Verbindung mit der Tatsache, dass trotzdem 66,2 % der Befragten mit Kindern zuvor angegeben hatten, bereits vom Schütteltrauma gehört zu haben (vgl. Tabelle 3.1), bemerkenswert. Selbst in der Gruppe, die bereits im Fokus der Prävention steht, erinnern sich also rund zwei Drittel der Befragten nicht daran, ein Gespräch mit einem Arzt oder einer Ärztin oder einer Hebamme über das Schütteltrauma geführt zu haben. Zwar ist davon auszugehen, dass sich in retrospektiven Befragungen nicht alle Teilnehmer korrekt erinnern, ein solches Gespräch geführt zu haben, obwohl es stattgefunden hat. Allerdings kann dann davon ausgegangen werden, dass die mangelnde Erinnerung neben der Tatsache des Gespräches auch dessen Inhalte umfasst.

In allen Gruppen stellten Medien die wichtigste Informationsquelle dar. Die Berichterstattung in den Medien, sei es als Nachricht über bekannt gewordene Fälle von Kindesmisshandlung oder die gezielte Verbreitung von Informationen zur Prävention, erreicht naturgemäß zwar wesentlich mehr Menschen als Aufklärungsgespräche durch Fachkräfte. Der große Nachteil ist jedoch, dass kaum kontrolliert werden kann, welche Informationen vermittelt, wahrgenommen, verstanden und erinnert werden. Dies wird durch einen weiteren Befund unterstrichen: Obwohl insgesamt eine große Mehrheit der Befragten schon vom Schütteltrauma gehört hatte, konnten sich die meisten Befragten der Empfehlung, ein schreiendes Baby notfalls kurz allein zu lassen, nicht anschließen. Und dies unabhängig davon, ob sie eigene Kinder hatten oder nicht.

Der vielleicht beunruhigendste Befund in diesem Zusammenhang ist jedoch, dass dies auch bei denjenigen Befragten der Fall war, die als Informationsquelle eine medizinische Fachkraft angegeben hatten.

Um es noch einmal zu betonen: Befragte, die von einem Arzt, einer Pflegekraft oder einer Hebamme über das Schütteltrauma informiert worden waren, zeigten keine höhere Bereitschaft, ein weinendes Baby auch einmal kurz allein zu lassen als alle anderen Gruppen. Offensichtlich ist die Informationsvermittlung im Gesundheitswesen in der Praxis kaum effektiver als die Informationen, die über die Nachrichten oder Medienkampagnen wahrgenommen werden.

Daraus ergibt sich die Forderung der Zusammenarbeit über Sektorengrenzen hinweg. Medizinisch fundierte, evidenzbasierte Inhalte müssen über mediale Kanäle vermittelt werden, die die Zielgruppe möglichst flächendeckend erreichen und so aufbereitet sein, dass sie verstanden werden und im Gedächtnis bleiben. Nur so können die Stärken beider Kanäle kombiniert werden. Erste Ansätze dieser sektorenübergreifenden Zusammenarbeit sind insbesondere in der erwähnten Plakatkampagne #schütteltötet der API Kinderstiftung zu erkennen (API Kinder- und Jugendstiftung 2018). Darauf wird im Abschnitt 4.4 noch im Detail eingegangen.

4.3 Transgenerationale Weitergabe belastender Kindheitserfahrungen

"...often parents may be repeating the type of child care practiced on them in their childhood." (Kempe et al. 1962)

Die 1962 aus heutiger Sicht etwas vereinfachende Formulierung C. Henry Kempes muss doch im Kern als weitsichtig gelten. Längst konnte vielfach gezeigt werden, dass von den Eltern erlebte belastende Kindheitserfahrungen ein Risikofaktor für alle Formen der Misshandlung, des Missbrauchs und der Vernachlässigung der eigenen Kinder sind und sich bestimmte Kindheitserfahrungen auch spezifisch als Prädiktoren von Misshandlungen identifizieren lassen (Bailey et al. 2012; Dixon, Browne, et al. 2005; Dixon, Hamilton-Giachritsis, et al.

2005; Isumi u. Fujiwara 2016). Dieses Prinzip der transgenerationalen Weitergabe potentiell schädlicher Verhaltensweisen ist von verschiedenen Autoren als *cycle of violence* bezeichnet worden (Widom 1989; Witt, Fegert, et al. 2017). Die vorliegende Arbeit untersuchte dabei erstmalig die Auswirkung belastender Kindheitserfahrungen auf die Haltung zu potentiell schädlichen elterlichen Verhaltensweisen in einer repräsentativen Stichprobe der Bevölkerung und analysierte diese in den vorgestellten Subgruppen, die für die Prävention des misshandlungsbedingten Kopftraumas besondere Bedeutung haben.

Frühere Arbeiten, wie die von Chung et al. konnten bereits einen deutlichen Zusammenhang zwischen belastenden Kindheitserfahrungen von Müttern und Haltung zu und Einsatz von Körperstrafen bereits im Kleinkindalter bei den eigenen Kindern feststellen (Chung et al. 2009). Chungs Stichprobe bestand jedoch aus einer Hochrisikogruppe meist allein erziehender Mütter mit niedrigem Bildungs- und Einkommensniveau und im Vergleich zu anderen Stichproben (z. B. der von Witt, Brown, et al. 2017) sehr hohen Raten an Misshandlungs-, Vernachlässigungs- und Missbrauchserfahrungen. So hatten in der Stichprobe von Chung beispielsweise 45 % angegeben, bereits vor dem Erreichen des eigenen 17. Lebensjahres sei mindestens eine ihnen persönlich bekannte Person Opfer einer Schießerei geworden. Es wird deutlich, dass die Charakteristiken solcher hochselektiven Stichproben aus den USA nicht auf die deutsche Allgemeinbevölkerung übertragbar sind. In der vorliegenden Stichprobe konnte jedoch ebenfalls ein klarer Zusammenhang zwischen belastenden Kindheitserlebnissen und potentiell schädlichen elterlichen Verhaltensweisen gezeigt werden.

4.3.1 Genderspezifische Aspekte

Überraschend war die klare geschlechtsspezifische Zuordnung potentiell schädlicher Verhaltensweisen. Während gleich mehrere Formen belastender Kindheitserlebnisse dazu führten, dass Männer signifikant häufiger das Schütteln als angemessen erachtet haben, konnte eine Akzeptanz des Schüttelns bei weiblichen Befragten nicht in Zusammenhang mit belastenden Kindheitserfahrungen gebracht werden. Umgekehrt bestand ein signifikanter Zusammenhang zwischen mehreren Kindheitstraumata bei weiblichen Befragten und der Bereitschaft, einen Säugling auszuschimpfen.

Die Bereitschaft, einen Säugling ausschimpfen wiederum stand bei männlichen Befragten nicht in Zusammenhang mit selbst erlebten belastenden Kindheitserfahrungen. Naheliegend wäre die Frage, ob zu der zweiten körperlich aggressiven elterlichen Verhaltensweise neben dem Schütteln, dem Schlagen eines Säuglings, ein ähnlicher Zusammenhang bei männlichen Befragten besteht. Frühere Untersuchungen sehen bei Männern insgesamt eine höhere Zustimmung zu Körperstrafen, als auch eine bei Männern stärkeren Effekt selbst erlebter körperlicher Bestrafungen auf die Zustimmung zu Körperstrafen (Witt, Fegert, et al. 2017). Interessanterweise war in der vorliegenden Stichprobe kein männlicher Befragter mit eigenen belastenden Kindheitserlebnissen, der das Schlagen eines Säuglings als angemessen empfunden hätte. Eine entsprechende Fragestellung müsste also in einer anderen, ggf. größeren oder selektierten Stichprobe untersucht werden.

Die Tatsache, dass ein Teil der Befragten eher bereit war, einen Säugling zu schütteln als zu schlagen deutet zudem darauf hin, dass das Schütteln nicht von allen Befragten als aggressiver Akt oder Bestrafung wahrgenommen wird. Auch diese Fragestellung sollte Gegenstand weiterer Forschung sein.

Bemerkenswert ist die Tatsache, dass in der für diese Arbeit untersuchten Stichprobe das Miterleben häuslicher Gewalt mit einer erhöhten Akzeptanz, einen Säugling zu schütteln bei Männern einherging, nicht jedoch bei Frauen, wie es in der Arbeit von Isumi et al. an einer japanischen Stichprobe der Fall war (Isumi u. Fujiwara 2016).

Zwar setzen nach heutigem Stand des Wissens mehr Mütter als Väter Körperstrafen ein (Ferrari 2002; Lansford et al. 2010). Dieses Geschlechterverhältnis dreht sich mit zunehmender Schwere körperlicher Misshandlungen jedoch um und zeigt insbesondere beim misshandlungsbedingten Kopftrauma eine klar männliche Dominanz (Berner et al. 2009; Schnitzer u. Ewigman 2005; Starling et al. 1995).

Somit konnte in der untersuchten Stichprobe gezeigt werden, dass belastende Kindheitserfahrungen bei männlichen Befragten die Bereitschaft erhöhten, einen Säugling zu schütteln, nicht jedoch, ihn zu schlagen. Bei weiblichen Befragten stieg mit erlebten belastenden Kindheitserfahrungen die Bereitschaft, einen Säugling auszuschimpfen, nicht jedoch wie bei Männern, ihn körperlich zu misshandeln. Es sei an dieser Stelle noch einmal an die Tatsache erinnert, dass hierbei lediglich Zusammenhänge, keine Kausalitäten untersucht worden sind.

4.4   Konsequenzen für die Präventionspraxis

Die vorliegenden Befunde erlauben die Formulierung von Anforderungen an Programme zur Primärprävention des misshandlungsbedingten Kopftraumas, um sie möglichst wirksam, und damit gesellschaftlich letztlich auch kosteneffektiv gestalten zu können.

Zusammengefasst sollten Fachkräfte

- alle potentiellen Betreuungspersonen von Säuglingen ansprechen, also neben den Müttern auch die Vaterfiguren (unabhängig davon ob leiblicher Vater, Stiefvater oder neuer Partner der Mutter), Babysitter und Großeltern,
- jede Zielgruppe mit maßgeschneiderten Inhalten und über zielgruppengerechte Kanäle ansprechen,
- im Idealfall bereits in den höheren Klassen der Schulen aufklären, um sehr junge zukünftige Eltern und Babysitter gezielt zu erreichen.

Die in der Einleitung vorgestellten deutschen Präventionsprogramme greifen diese Anforderungen zum Teil bereits auf. So erreicht die Plakatkampagne der API Kinderstiftung durch Präsenz im Straßenbild eine breite Öffentlichkeit und zielt stark auf junge Männer (vier von fünf Plakatmotiven sprechen mit Namen wie Bodgan oder Kevin direkt junge Männer an). Die Botschaft der Plakatmotive ist allerdings sehr stark verkürzt und empfiehlt die Zerstörung von Einrichtungsgegenständen als sichere Alternative zum Schütteln („‚Dreh' durch, aber schüttle nie dein Baby.") (API Kinder- und Jugendstiftung 2018). Sehr wahrscheinlich kann auf diesem Wege eine erhöhte Aufmerksamkeit für das Thema des misshandlungsbedingten Kopftraumas erreicht werden. Um jedoch Zugang zu den differenzierteren Informationen der Kampagne zu bekommen, muss aktiv eine Internetseite oder ein Twitter-Account aufgesucht werden. Es werden also ein Interesse und eine aktive Handlung vorausgesetzt, was befürchten lässt, dass große Teile der Zielgruppe hierbei „verloren" gehen.

Auch das Präventionsprogramm des NZFH spricht gezielt junge Väter an und vermittelt differenziert umfassende Beratungs- und Unterstützungsangebote für junge Eltern über das Internetportal www.elternsein.info in Zusammenarbeit mit der Bundeszentrale für gesundheitliche Aufklärung. Es werden jedoch durch die gezielte Ansprache von Eltern durch die Kooperation mit Gesundheitsdienstleistern und Trägern der Familienberatung ebenfalls wichtige Zielgruppen nicht angesprochen (Nationales Zentrum Frühe Hilfen 2019).

Somit liegt in Deutschland ein Programm zur Primärprävention des misshandlungsbedingten Kopftraumas, welches alle eingangs geforderten Kriterien erfüllen würde, bisher nicht vor.

4.5   Implementierung in ein neues Präventionskonzept

Im Folgenden wird daher ein Konzept vorgestellt, welches das in dieser Arbeit erarbeitete empirische Wissen zur Primärprävention des misshandlungsbedingten Kopftraumas nutzt. Das Konzept wurde von einer Arbeitsgruppe am Kompetenzzentrum Kinderschutz in der Medizin Baden-Württemberg entwickelt, zu der auch der Autor dieser Dissertation gehört.

Da wie gezeigt wurde davon ausgegangen werden kann, dass Jugendliche, für die Schwangerschaft und Elternsein noch nicht in der unmittelbaren Lebensplanung vorkommen, nicht aus eigener Initiative nach Informationen zu diesen Themen suchen werden, muss die Aufklärung dort erfolgen, wo sich die Zielgruppe ohnehin bewegt – in Schulen und sozialen Medien. Schülerinnen und Schüler hatten nicht nur ein besonders niedriges Wissen um die Gefahren des Schüttelns gezeigt (vgl. Tabelle 3.3), als Babysitter übernehmen sie häufig bereits Verantwortung für Säuglinge. Soziale Medien werden dominiert von sog. *Influencern* mit großem Publikum. Es wurden daher ein „Schulansatz" und ein „Medienansatz" entwickelt. Grundlage beider Ansätze sind die Inhalte, welche in den Präventionsprogrammen als zentral herausgearbeitet worden sind und von der WHO empfohlen werden (vgl. auch Abschn. 1.2 Übersicht zur Primärprävention), (Sethi et al. 2013).

4.5.1   Schulansatz

Studierende der Humanmedizin und Schülerinnen und Schüler der Gesundheits- und Kinderkrankenpflege sowie des Hebammenwesens werden von einem Expertenteam zur Prävention des misshandlungsbedingten Kopftraumas geschult, und vermitteln die entsprechenden Inhalte im Rahmen des Schulunterrichtes an Schülerinnen und Schüler der Abschlussklassen. Einen ähnlichen Ansatz nutzt bereits seit Jahren sehr erfolgreich der Bundesverband der Medizinstudierenden in Deutschland (bvmd) zu Themen der sexuellen Aufklärung und Gesundheit, selbstbestimmter Sexualität, Schwangerschaft und Verhütung sexuell übertragbarer Erkrankungen. Das Projekt „mit Sicherheit verliebt" ist inzwischen nach einer Pilotphase bundesweit an 38 Standorten tätig (Bundesverband der Medizinstudierenden in Deutschland 2019). Über eine Zusammenarbeit mit dem bvmd könnten die bestehenden Netzwerke zu Schulen und studentischen Mitarbeitenden genutzt werden, um Informationen zur Prävention des misshandlungsbedingten Kopftraumas und der sicheren Säuglingspflege an Schülerinnen und Schüler der Abschlussklassen aller Schulformen der Sekundarstufen zu vermitteln. Die

Mitarbeitenden des Projektes erhalten in der Projektphase eine Aufwandsentschädigung, im Wesentlichen ist das Vorbildprojekt „mit Sicherheit verliebt" aber ein ehrenamtlich getragenes Projekt und somit kosteneffektiv, was auch eine fast unbegrenzte Ausweitung des Projektes im Erfolgsfalle erlaubt.

Vor Beginn der Intervention werden die Schülerinnen und Schüler gebeten, einen Fragebogen auszufüllen, der neben soziodemographischen Daten auch Erfahrungen mit Säuglingen (als Geschwister oder als Babysitter), Wissen zum Schütteltrauma und sicherer Säuglingspflege erfragt, ähnlich den Fragen, die der dieser Arbeit zugrunde liegenden Stichprobe gestellt wurden. Der Fragebogen bildet die Grundlage der Projektevaluation, die Befragung wird ein halbes Jahr nach Intervention wiederholt, möglichst noch im selben Schuljahr, um die Rate der Studienausscheider möglichst niedrig zu halten.

Die Wissensvermittlung kann je nach Präferenz der teilnehmenden Schulen an Aktionstagen durchgeführt oder in den regulären Unterricht eingebunden werden. Eine Schulstunde pro Klasse wird zunächst als ausreichend betrachtet, zumal die Interventionen der in der Einleitung analysierten Präventionsprogramme meist nur wenige Minuten umfassten. Der Schulansatz erlaubt es so, sehr gezielt Jugendliche beider Geschlechter zu erreichen, auch diejenigen, die sich nicht gezielt mit dem Thema sicherer Säuglingspflege beschäftigen würden und ihnen systematisch von Experten erarbeitete Inhalte über *peers*, d. h. nur wenig ältere Studierende und Schülerinnen und Schüler von Gesundheitsberufen zu vermitteln. Und zwar in der Regel bevor sie selbst als Betreuungsperson in Kontakt mit Säuglingen kommen. Dieser Ansatz ist kosteneffektiv und erreicht die Risikogruppen mit auf sie zugeschnittenen Inhalten. Es wäre alternativ zu prüfen, ob die Inhalte zur Prävention des misshandlungsbedingten Kopftraumas nicht auch in die Inhalte des ohnehin bereits bestehenden Projektes „mit Sicherheit verliebt" eingespeist werden könnten.

4.5.2 Medienansatz

Zwar erlaubt der Schulansatz, wie ausgeführt, eine qualitativ hochwertige Aufklärung der Risikogruppen, zumindest in der Anfangsphase kann so jedoch nur eine begrenzte Anzahl von Jugendlichen erreicht werden. Daher wird flankierend eine Präventionskampagne entwickelt, die sich die ubiquitäre Verfügbarkeit neuer Medien zu Nutze macht. Die vom Expertenteam entwickelten Inhalte werden multimedial aufbereitet. Gezielt werden unterschiedliche Inhalte für junge Männer und junge Frauen erarbeitet, um eine möglichst hohe Wahrnehmung zu gewährleisten. Gleichzeitig wird über die Zusammenarbeit mit einer Medienagentur der Kontakt zu in der Zielgruppe bekannten *Influencern* gesucht. Diese werden gebeten, ihre Popularität für das wichtige Thema der Prävention des misshandlungsbedingten Kopftraumas zur Verfügung zu stellen und die entwickelten Inhalte in ihre Videobotschaften, Instagram-Veröffentlichungen, Podcasts etc. einzubauen bzw. auf eine zu entwickelnde Internetseite, auf der die Inhalte gezielt abgerufen werden zu verlinken. Auf diesem Wege wird die letzte Anforderung an ein effektives Präventionsprogramm erfüllt: die möglichst umfassende Reichweite wissenschaftlich fundierter Inhalte.

Zusammenfassend erfüllt das vorgestellte Präventionskonzept die in dieser Arbeit herausgearbeiteten, evidenzbasierten Anforderungen an eine effektive Primärprävention des misshandlungsbedingten Kopftraumas, welche geeignet ist, die Inzidenzrate direkt zu senken.

4.6   Weiterführende Forschungsfragen

Wie beschrieben wurde, wäre als Ausgangswert der Evaluation des vorgestellten Präventionskonzeptes eine aktuelle empirisch ermittelte Inzidenzrate des misshandlungsbedingten Kopftraumas in Deutschland wünschenswert. Zusätzlich könnte eine bevölkerungsrepräsentative Stichprobe von Eltern von Säuglingen konkret gefragt werden, ob sie schon einmal ihren Säugling geschüttelt hätten, analog zu einer Arbeit aus den Niederlanden. Dort gaben 3,4 % der befragten Eltern an, ihren Säugling bereits geschüttelt zu haben (Reijneveld et al. 2004).

Die Tatsache, dass ein Teil der Befragten eher bereit war, einen Säugling zu schütteln als zu schlagen deutet zudem darauf hin, dass das Schütteln nicht von allen Befragten als aggressiver Akt oder Bestrafung wahrgenommen wird. Auch hatten belastende Kindheitserlebnisse zwar einen Einfluss auf die Bereitschaft männlicher Befragter, einen Säugling zu schütteln, nicht jedoch, ihn zu schlagen. Diese Fragestellung sollte Gegenstand weiterer Forschung sein.

4.7   Dissemination und Weiterbildung

Die Ergebnisse der Literaturrecherche und Befunde aus der vorgestellten Forschungstätigkeit sind bereits teilweise in die Weiterbildung von ärztlichen Kolleginnen und Kollegen eingegangen. So wurden in Zusammenarbeit mit den Instituten für Rechtsmedizin der Universitätskliniken Hamburg-Eppendorf

und Dresden eine Kitteltaschenkarte zur Prävention des misshandlungsbedingten Kopftraumas erarbeitet, im August 2018 fand im BMFSFJ ein Symposium
vor Fachpublikum statt. Zu den speziellen Aspekten des misshandlungsbedingten Kopftraumas verfasste der Autor dieser Dissertation einen Fachartikel für den
durch das Bundesministerium für Gesundheit geförderten Online-Grundkurs *Kinderschutz in der Medizin, Ein Grundkurs für alle Gesundheitsberufe* der Klinik
für Kinder- und Jugendpsychiatrie/Psychotherapie am Universitätsklinikum Ulm
(Berthold 2019).

4.8   Limitationen

Eine Reihe von Aspekten der vorliegenden Arbeit kann kritisch diskutiert werden.

Eine naheliegende Frage ist die der Übertragbarkeit US-amerikanischer Daten
auf die Planung von Präventionsprogrammen in Deutschland. Folgende Aspekte
der untersuchten Prävention sind hierbei besonders relevant: die Inzidenz und das
Verursacherprofil.

- Inzidenz: Im Vergleich wurden in Deutschland und der Schweiz ähnliche Inzidenzen gefunden (Berner et al. 2009; Fanconi u. Lips 2010), die ca. 40–100 %
  unter denen liegen, die in großen Untersuchungen in den USA gefunden
  wurden (Dias et al. 2005; Parks et al. 2012). Präventionsprogramme werden
  im deutschsprachigen Raum also grundsätzlich eine etwas geringere absolute
  Risikoreduktion aufweisen als vergleichbare Programme in den USA.
- Verursacherprofil: Übereinstimmend werden in US-amerikanischen und deutschen Daten meist männliche Verursacher des misshandlungsbedingten Kopftraumas genannt. In der deutschen ESPED-Erhebung sind 69 % der bekannten
  Täter als die Väter des betroffenen Kindes oder Lebensgefährten der Mutter
  identifiziert worden (Berner et al. 2009). In der Untersuchung von Starling
  et al. wurde dieselbe Personengruppe bereits 1995 mit 59,5 % der Verursacher angegeben (Starling et al. 1995). Die Mütter der Kinder sind in beiden
  Untersuchungen nur in 23 % (ESPED) bzw. 12,6 % (Starling) als Täterinnen
  identifiziert worden.

Werden, wie in der vorliegenden Arbeit, die Einstellungen von Erwachsenen zu
potentiell schädlichen elterlichen Verhaltensweisen erfasst, ist dies nicht gleichbe-
deutend mit dem tatsächlichen Einsatz dieser Erziehungsmethoden. In zahlreichen
früheren Untersuchungen konnte jedoch der enge Zusammenhang zwischen Haltung zu und Einsatz von potentiell schädlichen Erziehungsmethoden wie z. B.

Körperstrafen in verschiedenen Gesellschaften Europas und Nordamerikas gezeigt werden (Clément u. Chamberland 2014; Dufour et al. 2011; Jackson et al. 1999; Machado et al. 2007; Rodriguez 2010; Thomson u. Jaque 2017). Entsprechend bezeichnen Thompson et al. elterliche Einstellungen als die zentrale Determinante elterlichen Handelns (Thompson et al. 2014).

Den Befragten wurden ausschließlich negative Antwortmöglichkeiten zu den vermuteten Folgen des Schütteltraumas angeboten, was wahrscheinlich einen suggestiven Effekt hatte (vgl. Abschnitt 2.1.1). Daher erfolgte für die Auswertung der konservative Ansatz, eine „richtigen Antwort" zu definieren, die nur dann gegeben war, wenn alle vier potentiellen Folgen des Schütteltraumas genannt wurden.

Schließlich beschreibt die im Abschnitt 1.2.1.3 vorgenommene Auswertung der Literaturübersicht lediglich einen Zusammenhang zwischen der in den Präventionsprogrammen angesprochenen Zielgruppe (männliche Betreuungspersonen) und ihrer Effektivität im Hinblick auf die Senkung der Inzidenz des misshandlungsbedingten Kopftraumas.

Der empirische Nachweis einer Kausalität ist hierbei schwierig, da der Goldstandard der Kausalitätsfindung, die randomisierte, idealerweise doppelt verblindete Interventionsstudie, ob die Teilnahme an einem Präventionsprogramm das Risiko eines Individuums senkt, einen Säugling zu schütteln, nicht realistisch planbar ist. Denkbar wären allenfalls Fall-Kontroll-Studien mit entsprechend kleinen Fallzahlen, die allerdings ebenfalls lediglich eine Korrelation zwischen Teilnahme an Präventionsprogrammen und Verursachung eines misshandlungsbedingten Kopftraumas belegen könnten. Auch diese liegen jedoch bislang nicht vor. Daher wird die Evaluation des in dieser Arbeit vorgestellten Präventionskonzeptes zeigen müssen, ob die zu Grunde liegende Hypothese, aus einer Analyse täterspezifischer Risikofaktoren ließen sich relevante Zielgruppen für Präventionsprogramme identifizieren, korrekt war.

Literaturverzeichnis

1. Adamsbaum C, Grabar S, Mejean N, Rey-Salmon C: Abusive head trauma: judicial admissions highlight violent and repetitive shaking. Pediatrics 126: 546–555 (2010)
2. Alexander R, Crabbe L, Sato Y, Smith W, Bennett T: Serial abuse in children who are shaken. American Journal of Diseases of Children 144: 58–60 (1990)
3. Altman R L, Canter J, Patrick P A, Daley N, Butt N K, Brand D A: Parent education by maternity nurses and prevention of abusive head trauma. Pediatrics 128: e1164–1172 (2011)
4. Anderson M: Does Shaken Baby Syndrome Really Exist? Discover Magazine (Dec 2nd, 2008)
5. API Kinder- und Jugendstiftung: https://www.schuetteltnoetet.de/ (16. Oktober 2018)
6. Aspelin P. (2017). (Redemanuskript) Keynote Address: Can a Sign or Occult Finding Predict a Causal Relationship?: How to Reason About Possible Child Abuse. In Kirkland A, Moran D, Perone A K (Eds.), University of Michigan Journal of Law Reform Symposium, Child Abuse Evidence: New Perspectives from Law, Medicine, Psychology & Statistics (Vol. 50). Ann Arbor, MI, USA: University of Michigan.
7. Bailey H N, DeOliveira C A, Wolfe V V, Evans E M, Hartwick C: The impact of childhood maltreatment history on parenting: a comparison of maltreatment types and assessment methods. Child Abuse and Neglect 36: 236–246 (2012)
8. Barlow K M, Minns R A: Annual incidence of shaken impact syndrome in young children. Lancet 356: 1571–1572 (2000)
9. Barr R G, Trent R B, Cross J: Age-related incidence curve of hospitalized Shaken Baby Syndrome cases: convergent evidence for crying as a trigger to shaking. Child Abuse and Neglect 30: 7–16 (2006)
10. Barr R G, Barr M, Fujiwara T, Conway J, Catherine N, Brant R: Do educational materials change knowledge and behaviour about crying and shaken baby syndrome? A randomized controlled trial. Canadian Medical Association Journal 180: 727–733 (2009)
11. Barr R G, Rivara F P, Barr M, Cummings P, Taylor J, Lengua L J, Meredith-Benitz E: Effectiveness of educational materials designed to change knowledge and behaviors regarding crying and shaken-baby syndrome in mothers of newborns: a randomized, controlled trial. Pediatrics 123: 972–980 (2009)

12. Barr R G: Preventing abusive head trauma resulting from a failure of normal interaction between infants and their caregivers. Proceedings of the National Academy of Sciences of the United States of America 109 Suppl 2: 17294–17301 (2012)

13. Barr R G, Barr M, Rajabali F, Humphreys C, Pike I, Brant R, Hlady J, Colbourne M, Fujiwara T, Singhal A: Eight-year outcome of implementation of abusive head trauma prevention. Child Abuse and Neglect 84: 106–114 (2018)

14. Bechtel K, Le K, Martin K D, Shah N, Leventhal J M, Colson E: Impact of an educational intervention on caregivers' beliefs about infant crying and knowledge of shaken baby syndrome. Academic Pediatrics 11: 481–486 (2011)

15. Berger R P, Fromkin J B, Stutz H, Makoroff K, Scribano P V, Feldman K, Tu L C, Fabio A: Abusive head trauma during a time of increased unemployment: a multicenter analysis. Pediatrics 128: 637–643 (2011)

16. Berner R, Gärtner J, Giani G, Haas W, Herrmann B, Horneff G, Huck K, Jansson A, von Kries R, Ludwig M-S, Niehues T, Nowak-Göttl U, Poets A, Tenenbaum T. (2009). ESPED-Jahresbericht 2009. In Michalk D, Giani G, Göbel U, Ohmann C, Queißer-Luft A, Schlaud M, Wirth S (Eds.), Erhebungseinheit für seltene pädiatrische Erkrankungen in Deutschland. Düsseldorf: Arbeitsgruppe am Koordinierungszentrum für Klinische Studien der Heinrich-Heine-Universität Düsseldorf.

17. Berthold O, Fegert J M: Schütteltraumasyndrom – diagnostische Sicherheit trotz andauernder medialer Kontroverse. Monatsschrift Kinderheilkunde 167: 426–433 (2018)

18. Berthold O, Frericks B, John T, Clemens V, Fegert J M, von Moers A: Abuse as a Cause of Childhood Fractures. Deutsches Ärzteblatt International 115: 769–775 (2018)

19. Berthold O. (2019). Spezielle Aspekte des misshandlungsbedingten Kopftraumas Kinderschutz in der Medizin – Ein Grundkurs für alle Gesundheitsberufe. Ulm, Germany: Klinik für Kinder- und Jugendpsychiatrie/Psychotherapie, Universitätsklinikum Ulm.

20. Berthold O, Clemens V, Witt A, Brahler E, Plener P L, Fegert J M: Awareness of abusive head trauma in a German population-based sample: implications for prevention. Pediatric Research 86: 537–541 (2019)

21. Berthold O, Witt A, Clemens V, Brahler E, Plener P L, Fegert J M: Do we get the message through? Difficulties in the prevention of abusive head trauma. European Journal of Pediatrics 178: 139–146 (2019)

22. Bilo R A C, Banaschak S, Herrmann B, Karst W A, Kubat B, Nijs H G T, van Rijn R R, Sperhake J, Stray-Pedersen A: Using the table in the Swedish review on shaken baby syndrome will not help courts deliver justice. Acta Paediatrica 106: 1043–1045 (2017)

23. Boop S, Axente M, Weatherford B, Klimo P, Jr.: Abusive head trauma: an epidemiological and cost analysis. Journal of Neurosurgery: Pediatrics 18: 542–549 (2016)

24. Brähler E. (2018). Feldbericht zum Projekt Repräsentative Befragung der deutschsprachigen Wohnbevölkerung zum körperlichen und geistigen Wohlbefinden – 2017. Berlin: USUMA GmbH.

25. Brown J, Cohen P, Johnson J G, Salzinger S: A longitudinal analysis of risk factors for child maltreatment: findings of a 17-year prospective study of officially recorded and self-reported child abuse and neglect. Child Abuse and Neglect 22: 1065–1078 (1998)

26. Bundesverband der Medizinstudierenden in Deutschland: https://www.bvmd.de/index.php?id=456 (29. März 2019)

27. Caffey J: Multiple fractures in the long bones of infants suffering from chronic subdural hematoma. American Journal of Roentgenology and Radium Therapy 56: 163–173 (1946)

28. Caffey J: The whiplash shaken infant syndrome: manual shaking by the extremities with whiplash-induced intracranial and intraocular bleedings, linked with residual permanent brain damage and mental retardation. Pediatrics 54: 396–403 (1974)

29. Carrigan T D, Walker E, Barnes S: Domestic violence: the shaken adult syndrome. Journal of Accident and Emergency Medicine 17: 138–139 (2000)

30. Cenziper D: A disputed diagnosis imprisons parents. The Washington Post (Mar 20th, 2015)

31. Choudhary A K, Servaes S, Slovis T L, Palusci V J, Hedlund G L, Narang S K, Moreno J A, Dias M S, Christian C W, Nelson M D, Jr., Silvera V M, Palasis S, Raissaki M, Rossi A, Offiah A C: Consensus statement on abusive head trauma in infants and young children. Pediatric Radiology 48: 1048–1065 (2018)

32. Christian C W, Block R, Committee on Child Abuse and Neglect, American Academy of Pediatrics: Abusive head trauma in infants and children. Pediatrics 123: 1409–1411 (2009)

33. Chung E K, Mathew L, Rothkopf A C, Elo I T, Coyne J C, Culhane J F: Parenting attitudes and infant spanking: the influence of childhood experiences. Pediatrics 124: e278–286 (2009)

34. Clément M-È, Chamberland C: Trends in Corporal Punishment and Attitudes in Favour of This Practice: Toward a Change in Societal Norms. Canadian Journal of Community Mental Health 33: 13–29 (2014)

35. Debelle G D, Maguire S, Watts P, Nieto Hernandez R, Kemp A M, Child Protection Standing Committee Royal College of Paediatrics and Child Health: Abusive head trauma and the triad: a critique on behalf of RCPCH of 'Traumatic shaking: the role of the triad in medical investigations of suspected traumatic shaking'. Archives of Disease in Childhood 103: 606–610 (2018)

36. Deutscher Kinderverein: https://deutscher-kinderverein.de/en/schreien-kann-nerven-schuetteln-kann-toeten/ (16. Oktober 2018)

37. Deyo G, Skybo T, Carroll A: Secondary analysis of the "Love Me...Never Shake Me" SBS education program. Child Abuse and Neglect 32: 1017–1025 (2008)

38. Dias M S, Smith K, DeGuehery K, Mazur P, Li V, Shaffer M L: Preventing abusive head trauma among infants and young children: a hospital-based, parent education program. Pediatrics 115: e470–477 (2005)

39. Dias M S, Rottmund C M, Cappos K M, Reed M E, Wang M, Stetter C, Shaffer M L, Hollenbeak C S, Paul I M, Christian C W, Berger R P, Klevens J: Association of a Postnatal Parent Education Program for Abusive Head Trauma With Subsequent Pediatric Abusive Head Trauma Hospitalization Rates. JAMA Pediatrics 171: 223–229 (2017)

40. Dixon L, Browne K, Hamilton-Giachritsis C: Risk factors of parents abused as children: a mediational analysis of the intergenerational continuity of child maltreatment (Part I). Journal of Child Psychology and Psychiatry and Allied Disciplines 46: 47–57 (2005)

41. Dixon L, Hamilton-Giachritsis C, Browne K: Attributions and behaviours of parents abused as children: a mediational analysis of the intergenerational continuity of child

maltreatment (Part II). Journal of Child Psychology and Psychiatry and Allied Disciplines 46: 58–68 (2005)

42. Dufour S, Clément M-È, Chamberland C, Dubeau D: Child Abuse in a Disciplinary Context: A Typology of Violent Family Environments. Journal of Family Violence 26: 595–606 (2011)

43. Duhaime A C, Gennarelli T A, Thibault L E, Bruce D A, Margulies S S, Wiser R: The shaken baby syndrome. A clinical, pathological, and biomechanical study. Journal of Neurosurgery 66: 409–415 (1987)

44. Elinder G, Eriksson A, Hallberg B, Lynøe N, Sundgren P M, Rosén M, Erlandsson B-E. (2016). Traumatic shaking – The role of the triad in medical investigations of suspected traumatic shaking SBU Assessment (pp. 70). Stockholm, Schweden: Swedish Agency for Health Technology Assessment and Assessment of Social Services.

45. Esernio-Jenssen D, Tai J, Kodsi S: Abusive head trauma in children: a comparison of male and female perpetrators. Pediatrics 127: 649–657 (2011)

46. Fanconi M, Lips U: Shaken baby syndrome in Switzerland: results of a prospective follow-up study, 2002–2007. European Journal of Pediatrics 169: 1023–1028 (2010)

47. Feld K, Banaschak S, Remschmidt H, Rothschild M A: Shaken baby syndrome—what convicted perpetrators report. Rechtsmedizin 28: 514–517 (2018)

48. Felitti V J, Anda R F, Nordenberg D, Williamson D F, Spitz A M, Edwards V, Koss M P, Marks J S: Relationship of childhood abuse and household dysfunction to many of the leading causes of death in adults. The Adverse Childhood Experiences (ACE) Study. American Journal of Preventive Medicine 14: 245–258 (1998)

49. Ferrari A M: The impact of culture upon child rearing practices and definitions of maltreatment. Child Abuse and Neglect 26: 793–813 (2002)

50. Finkelhor D, Ormrod R. (2001). Crimes against Children by Babysitters Juvenile Justice Bulletin (pp. 1–7). Washington D.C.: U.S. Department of Justice, Office of Justice Programs, Office of Juvenile Justice and Delinquency Prevention.

51. Fujiwara T, Yamada F, Okuyama M, Kamimaki I, Shikoro N, Barr R G: Effectiveness of educational materials designed to change knowledge and behavior about crying and shaken baby syndrome: a replication of a randomized controlled trial in Japan. Child Abuse and Neglect 36: 613–620 (2012)

52. Fujiwara T: Effectiveness of public health practices against shaken baby syndrome/ abusive head trauma in Japan. Public Health 129: 475–482 (2015)

53. Geddes J F, Hackshaw A K, Vowles G H, Nickols C D, Whitwell H L: Neuropathology of inflicted head injury in children. I. Patterns of brain damage. Brain 124: 1290–1298 (2001)

54. Geddes J F, Vowles G H, Hackshaw A K, Nickols C D, Scott I S, Whitwell H L: Neuropathology of inflicted head injury in children. II. Microscopic brain injury in infants. Brain 124: 1299–1306 (2001)

55. Geddes J F, Tasker R C, Hackshaw A K, Nickols C D, Adams G G, Whitwell H L, Scheimberg I: Dural haemorrhage in non-traumatic infant deaths: does it explain the bleeding in 'shaken baby syndrome'? Neuropathology and Applied Neurobiology 29: 14–22 (2003)

56. Goldberg C. (Oct 24th, 1997). A Murder Trial About More Than a Nanny. The New York Times. New York, USA.

57. Goodwin J: Was it murder or a bad vaccine? The Redbook Magazine: 158–175 (2000)

58. Goulet C, Frappier J Y, Fortin S, Deziel L, Lampron A, Boulanger M: Development and evaluation of a shaken baby syndrome prevention program. Journal of Obstetric, Gynecologic, and Neonatal Nursing 38: 7–21 (2009)

59. Guthkelch A N: Infantile subdural haematoma and its relationship to whiplash injuries. British Medical Journal 2: 430–431 (1971)

60. Haas-Lude K, Roulet-Perez E, Dobler-Neumann M, Groeschel S, Nagele T, Krageloh-Mann I: Cerebellar lesions in pediatric abusive head trauma. European Journal of Paediatric Neurology (2019)

61. Harding B, Risdon R A, Krous H F: Shaken baby syndrome. British Medical Journal 328: 720–721 (2004)

62. Hellgren K, Hellstrom A, Hard A L, Jacobson L, Liden U, Lofgren S, Fahnehjelm K T, Ygge J: The new Swedish report on Shaken Baby Syndrome is misleading. Acta Paediatrica 106: 1040 (2017)

63. Herrmann B, Dettmeyer R, Banaschak S, Thyen U: Misshandlungsbedingte Kopfverletzungen und Schütteltrauma-Syndrom. In: Herrmann B, Dettmeyer R, Banaschak S, Thyen U (Hrsg) Kindesmisshandlung Medizinische Diagnostik, Intervention und rechtliche Grundlagen, Bd 3. Auflage, Springer-Verlag, Berlin Heidelberg, S. 39–62 (2016)

64. Hughes K, Bellis M A, Hardcastle K A, Sethi D, Butchart A, Mikton C, Jones L, Dunne M P: The effect of multiple adverse childhood experiences on health: a systematic review and meta-analysis. Lancet Public Health 2: e356-e366 (2017)

65. Hurley M, Dineen R, Padfield C J, Wilson S, Stephenson T, Vyas H, McConachie N, Jaspan T: Is there a causal relationship between the hypoxia-ischaemia associated with cardiorespiratory arrest and subdural haematomas? An observational study. British Journal of Radiology 83: 736–743 (2010)

66. Hymel K P, Wang M, Chinchilli V M, Karst W A, Willson D F, Dias M S, Herman B E, Carroll C L, Haney S B, Isaac R, Pediatric Brain Injury Research Network I: Estimating the probability of abusive head trauma after abuse evaluation. Child Abuse and Neglect 88: 266–274 (2019)

67. Isumi A, Fujiwara T: Association of adverse childhood experiences with shaking and smothering behaviors among Japanese caregivers. Child Abuse and Neglect 57: 12–20 (2016)

68. Jackson S, Thompson R A, Christiansen E H, Colman R A, Wyatt J, Buckendahl C W, Wilcox B L, Peterson R: Predicting abuse-prone parental attitudes and discipline practices in a nationally representative sample. Child Abuse and Neglect 23: 15–29 (1999)

69. Jenny C, Hymel K P, Ritzen A, Reinert S E, Hay T C: Analysis of missed cases of abusive head trauma. JAMA 281: 621–626 (1999)

70. Keenan H T, Leventhal J M: A case-control study to evaluate Utah's shaken baby prevention program. Academic Pediatrics 10: 389–394 (2010)

71. Kelly P, Wilson K, Mowjood A, Friedman J, Reed P: Trialling a shaken baby syndrome prevention programme in the Auckland District Health Board. New Zealand Medical Journal 129: 39–50 (2016)

72. Kelly P, Thompson J M D, Koh J, Ameratunga S, Jelleyman T, Percival T M, Elder H, Mitchell E A: Perinatal Risk and Protective Factors for Pediatric Abusive Head

Trauma: A Multicenter Case-Control Study. Journal of Pediatrics 187: 240–246 e244 (2017)

73. Kemp A M, Stoodley N, Cobley C, Coles L, Kemp K W: Apnoea and brain swelling in non-accidental head injury. Archives of Disease in Childhood 88: 472–476; discussion 472–476 (2003)

74. Kempe C H, Silverman F N, Steele B F, Droegemueller W, Silver H K: The battered-child syndrome. JAMA 181: 17–24 (1962)

75. Kish L: A Procedure for Objective Respondent Selection within the Household. Journal of the American Statistical Association 44: 380–387 (1949)

76. Kotch J B, Browne D C, Ringwalt C L, Stewart P W, Ruina E, Holt K, Lowman B, Jung J W: Risk of child abuse or neglect in a cohort of low-income children. Child Abuse and Neglect 19: 1115–1130 (1995)

77. Küppers L, Hartung B, Karenfort M, Ritz-Timme S: Schütteltrauma vs. Impfkompli-kation. Rechtsmedizin 27: 491–496 (2017)

78. Labbé J: Ambroise Tardieu: the man and his work on child maltreatment a century before Kempe. Child Abuse and Neglect 29: 311–324 (2005)

79. Lansford J E, Alampay L P, Al-Hassan S, Bacchini D, Bombi A S, Bornstein M H, Chang L, Deater-Deckard K, Di Giunta L, Dodge K A, Oburu P, Pastorelli C, Runyan D K, Skinner A T, Sorbring E, Tapanya S, Tirado L M, Zelli A: Corporal punishment of children in nine countries as a function of child gender and parent gender. International Journal of Pediatrics 2010: 672780 (2010)

80. Levin A V: The SBU report: a different view. Acta Paediatrica 106: 1037–1039 (2017)

81. Lind K, Toure H, Brugel D, Meyer P, Laurent-Vannier A, Chevignard M: Extended follow-up of neurological, cognitive, behavioral and academic outcomes after severe abusive head trauma. Child Abuse and Neglect 51: 358–367 (2016)

82. Lowen D E: Abusive Head Trauma. In: Jenny C (Hrsg) Child Abuse and Neglect, Bd, Elsevier Saunders, St. Louis, Missouri, S. 347–458 (2011)

83. Lucas S, Bärtås A, Bonamy A-K E, Törnudd L, Wide P, Otterman G: The way forward in addressing abusive head trauma in infants – current perspectives from Sweden. Acta Paediatrica 106: 1033–1035 (2017)

84. Machado C, Goncalves M, Matos M, Dias A R: Child and partner abuse: self-reported prevalence and attitudes in the north of Portugal. Child Abuse and Neglect 31: 657–670 (2007)

85. Maguire S A, Watts P O, Shaw A D, Holden S, Taylor R H, Watkins W J, Mann M K, Tempest V, Kemp A M: Retinal haemorrhages and related findings in abusive and non-abusive head trauma: a systematic review. Eye (London, England) 27: 28–36 (2013)

86. Mann A K, Rai B, Sharif F, Vavasseur C: Assessment of parental awareness of the shaken baby syndrome in Ireland. European Journal of Pediatrics 174: 1339–1345 (2015)

87. Maxeiner H: [Subdural hemorrhage following trauma by shaking]. Beitrage zur Gerichtlichen Medizin 44: 451–457 (1986)

88. Miller Ferguson N, Sarnaik A, Miles D, Shafi N, Peters M J, Truemper E, Vavilala M S, Bell M J, Wisniewski S R, Luther J F, Hartman A L, Kochanek P M, Investigators of the Approaches and Decisions in Acute Pediatric Traumatic Brain Injury (ADAPT)

Trial: Abusive Head Trauma and Mortality-An Analysis From an International Comparative Effectiveness Study of Children With Severe Traumatic Brain Injury. Critical Care Medicine 45: 1398–1407 (2017)

89. Miller T R, Steinbeigle R, Lawrence B A, Peterson C, Florence C, Barr M, Barr R G: Lifetime Cost of Abusive Head Trauma at Ages 0–4, USA. Prevention Science 19: 695–704 (2018)

90. Moher D, Liberati A, Tetzlaff J, Altman D G, Group P: Preferred reporting items for systematic reviews and meta-analyses: the PRISMA statement. Journal of Clinical Epidemiology 62: 1006–1012 (2009)

91. Morrill A C, McElaney L, Peixotto B, VanVleet M, Sege R: Evaluation of All Babies Cry, a Second Generation Universal Abusive Head Trauma Prevention Program. Journal of Community Psychology 43: 296–314 (2015)

92. Narang S K, Greeley C S: Lynoe et al. – #theRestoftheStory. Acta Paediatrica 106: 1047–1049 (2017)

93. Nationales Zentrum Frühe Hilfen: https://www.fruehehilfen.de/bundesinitiative-fru ehe-hilfen/kommunale-netzwerke/buendnis-gegen-schuetteltrauma/ (03.09.2018)

94. Nationales Zentrum Frühe Hilfen: www.elternsein.info (28. März 2019)

95. Ornstein A E, Fitzpatrick E, Hatchette J, Woolcott C G, Dodds L: The impact of an educational intervention on knowledge about infant crying and abusive head trauma. Paediatrics & Child Health 21: 74–78 (2016)

96. Papoušek M: Persistierendes Schreien. Monatsschrift Kinderheilkunde 157: 558–566 (2009)

97. Parkinson J: Medical Admonitions to Families, with observations to the excessive indulgence of children. Fifth Edition, Sherwood, Neely, and Jones, 20, Paternoster Row, London (1812)

98. Parks S, Sugerman D, Xu L, Coronado V: Characteristics of non-fatal abusive head trauma among children in the USA, 2003–2008: application of the CDC operational case definition to national hospital inpatient data. Injury Prevention 18: 392–398 (2012)

99. Punt J, Bonshek R E, Jaspan T, McConachie N S, Punt N, Ratcliffe J M: The 'unified hypothesis' of Geddes et al. is not supported by the data. Pediatric Rehabilitation 7: 173–184 (2004)

100. Reese L S, Heiden E O, Kim K Q, Yang J: Evaluation of Period of PURPLE Crying, an abusive head trauma prevention program. Journal of Obstetric, Gynecologic, and Neonatal Nursing 43: 752–761 (2014)

101. Reijneveld S A, van der Wal M F, Brugman E, Sing R A, Verloove-Vanhorick S P: Infant crying and abuse. Lancet 364: 1340–1342 (2004)

102. Rodriguez C M: Parent-child aggression: association with child abuse potential and parenting styles. Violence and Victims 25: 728–741 (2010)

103. Russell B S, Britner P A: Measuring Shaken Baby Syndrome awareness: preliminary reliability of a caregiver attitudes and beliefs survey. Journal of Child and Family Studies 15: 760–772 (2006)

104. Russell B S: Revisiting the measurement of Shaken Baby Syndrome Awareness. Child Abuse and Neglect 34: 671–676 (2010)

105. Saunders D, Raissaki M, Servaes S, Adamsbaum C, Choudhary A K, Moreno J A, van Rijn R R, Offiah A C, Written on behalf of the European Society of Paediatric Radiology Child Abuse Task Force and the Society for Pediatric Radiology Child Abuse

Committee: Throwing the baby out with the bath water – response to the Swedish Agency for Health Technology Assessment and Assessment of Social Services (SBU) report on traumatic shaking. Pediatric Radiology 47: 1386–1389 (2017)

106. Schnitzer P G, Ewigman B G: Child deaths resulting from inflicted injuries: household risk factors and perpetrator characteristics. Pediatrics 116: e687–693 (2005)

107. Scribano P V, Makoroff K L, Feldman K W, Berger R P: Association of perpetrator relationship to abusive head trauma clinical outcomes. Child Abuse and Neglect 37: 771–777 (2013)

108. Sethi D, Bellis M A, Hughes K, Gilbert R, Mitis F, Gauden G. (2013). European report on preventing child maltreatment (pp. xi, 115 pages). Copenhagen, Denmark: World Health Organization Regional Office for Europe.

109. Shein S L, Bell M J, Kochanek P M, Tyler-Kabara E C, Wisniewski S R, Feldman K, Makoroff K, Scribano P V, Berger R P: Risk factors for mortality in children with abusive head trauma. Journal of Pediatrics 161: 716–722 e711 (2012)

110. Simonnet H, Laurent-Vannier A, Yuan W, Hully M, Valimahomed S, Bourennane M, Chevignard M: Parents' behavior in response to infant crying: abusive head trauma education. Child Abuse and Neglect 38: 1914–1922 (2014)

111. Starling S P, Holden J R, Jenny C: Abusive head trauma: the relationship of perpetrators to their victims. Pediatrics 95: 259–262 (1995)

112. Starling S P, Patel S, Burke B L, Sirotnak A P, Stronks S, Rosquist P: Analysis of perpetrator admissions to inflicted traumatic brain injury in children. Archives of Pediatrics and Adolescent Medicine 158: 454–458 (2004)

113. Statistisches Bundesamt (Destatis). (2017). Bevölkerung und Erwerbstätigkeit – Natürliche Bevölkerungsbewegung (Vol. 2015). Wiesbaden, Germany: Statistisches Bundesamt (Destatis).

114. Statistisches Bundesamt (Destatis): https://www.destatis.de/DE/Themen/Gesellschaft-Umwelt/Bevoelkerung/Geburten/_inhalt.html (27. Februar 2019)

115. Statistisches Bundesamt (Destatis): https://www-genesis.destatis.de/genesis/online (20. März 2019)

116. Stewart T C, Polgar D, Gilliland J, Tanner D A, Girotti M J, Parry N, Fraser D D: Shaken baby syndrome and a triple-dose strategy for its prevention. Journal of Trauma 71: 1801–1807 (2011)

117. Stiffman M N, Schnitzer P G, Adam P, Kruse R L, Ewigman B G: Household composition and risk of fatal child maltreatment. Pediatrics 109: 615–621 (2002)

118. Storr W: 'We believe you harmed your child': the war over shaken baby convictions. The Guardian (Dec 18th, 2017)

119. Stroud M: Parents are going to prison for a medical diagnosis that may not exist. The Verge (April 15th, 2014)

120. Tardieu A: Etude médico-légale sur les sévices et mauvais traitements exercés sur des enfants Annales d'hygiène publique et de médecine légale: 361–398 (1860)

121. Taşar M A, Bilge Y D, Şahin F, Çamurdan A, Beyazova U, Polat S, İlhan M N: Shaken Baby Syndrome Prevention Programme: A Pilot Study in Turkey. Child Abuse Review 24: 120–128 (2015)

122. The Supreme Court of Judicature: Court of Appeal (Criminal Division). (2005). Regina v Harris, Rock, Cherry, Faulder Neutral Citation Number: [2005] EWCA Crim 1980. London, UK.

123. Thompson R, Jones D J, Litrownik A J, English D J, Kotch J B, Lewis T, Dubowitz H: Linking mother and youth parenting attitudes: indirect effects via maltreatment, parent involvement, and youth functioning. Child Maltreatment 19: 233–246 (2014)

124. Thomson P, Jaque S V: Adverse childhood experiences (ACE) and adult attachment interview (AAI) in a non-clinical population. Child Abuse and Neglect 70: 255–263 (2017)

125. Tolliday F, Simons-Coghill M, Foley S, Benson S, Stephens A, Rose D: From Inspiration to Action: The Shaken Baby Prevention Project in Western Sydney. Communities, Children and Families Australia 5: 31–47 (2010)

126. Verbände der Deutschen Markt- und Sozialforschung. (2017). Erklärung für das Gebiet der Bundesrepublik Deutschland zum ICC / ESOMAR Internationaler Kodex zur Markt-, Meinungs- und Sozialforschung sowie zur Datenanalytik. Berlin.

127. Widom C S: The cycle of violence. Science 244: 160–166 (1989)

128. Wingenfeld K, Schafer I, Terfehr K, Grabski H, Driessen M, Grabe H, Lowe B, Spitzer C: [The reliable, valid and economic assessment of early traumatization: first psychometric characteristics of the German version of the Adverse Childhood Experiences Questionnaire (ACE)]. Psychotherapie, Psychosomatik, Medizinische Psychologie 61: e10–14 (2011)

129. Witt A, Brown R C, Plener P L, Brahler E, Fegert J M: Child maltreatment in Germany: prevalence rates in the general population. Child and Adolescent Psychiatry and Mental Health 11: 47 (2017)

130. Witt A, Fegert J M, Rodens K P, Brahler E, Luhrs Da Silva C, Plener P L: The Cycle of Violence: Examining Attitudes Toward and Experiences of Corporal Punishment in a Representative German Sample. Journal of Interpersonal Violence: Epub ahead of print (2017)

131. Xiang J, Shi J, Wheeler K K, Yeates K O, Taylor H G, Smith G A: Paediatric patients with abusive head trauma treated in US Emergency Departments, 2006–2009. Brain Injury 27: 1555–1561 (2013)

132. Zinka B, Banaschak S, Mützel E: Nachweissicherheit des Schütteltraumas. Rechtsmedizin 28: 474–481 (2018)

133. Zolotor A J, Runyan D K, Shanahan M, Durrance C P, Nocera M, Sullivan K, Klevens J, Murphy R, Barr M, Barr R G: Effectiveness of a Statewide Abusive Head Trauma Prevention Program in North Carolina. JAMA Pediatrics 169: 1126–1131 (2015)

Teile dieser Dissertation sind bereits veröffentlicht als

Berthold, O., Clemens, V., Witt, A., Brähler, E., Plener, P. L., & Fegert, J. M. (2019). Awareness of abusive head trauma in a German population-based sample: implications for prevention. Pediatric Research.

Berthold, O., & Fegert, J. M. (2018). Schütteltraumasyndrom – diagnostische Sicherheit trotz andauernder medialer Kontroverse. Monatsschrift Kinderheilkunde. https://doi.org/10.1007/s00112-018-0473-7

Berthold O, Hoffmann U, Clemens V, Witt A, Fegert J M: [Improving child protection in healthcare: peer counseling, education, and research using the example of abusive head trauma]. Bundesgesundheitsblatt Gesundheitsforschung Gesundheitsschutz (2019)

Berthold, O., Witt, A., Clemens, V., Brähler, E., Plener, P. L., & Fegert, J. M. (2018). Do we get the message through? Difficulties in the prevention of abusive head trauma. European Journal of Pediatrics. https://doi.org/10.1007/s00431-018-3273-0